全国中医药行业高等教育"十四五"规划教材
全国高等中医药院校规划教材（第十一版）

小儿推拿学

（新世纪第三版）

（供针灸推拿学、康复治疗学等专业用）

主　编　刘明军　邰先桃

U0364311

中国中医药出版社

·北　京·

图书在版编目（CIP）数据

小儿推拿学 / 刘明军，邰先桃主编 . — 3 版 . —北京：
中国中医药出版社，2021.6（2024.4 重印）
全国中医药行业高等教育"十四五"规划教材
ISBN 978-7-5132-6892-9

Ⅰ . ①小… Ⅱ . ①刘… ②邰… Ⅲ . ①小儿疾病—
推拿—中医药院校—教材 Ⅳ . ① R244.15

中国版本图书馆 CIP 数据核字（2021）第 053469 号

融合出版数字化资源服务说明

全国中医药行业高等教育"十四五"规划教材为融合教材，各教材相关数字化资源（电子教材、PPT 课件、视频、复习思考题等）在全国中医药行业教育云平台"医开讲"发布。

资源访问说明

扫描右方二维码下载"医开讲 APP"或到"医开讲网站"（网址：www.e-lesson.cn）注册登录，输入封底"序列号"进行账号绑定后即可访问相关数字化资源（注意：序列号只可绑定一个账号，为避免不必要的损失，请您刮开序列号立即进行账号绑定激活）。

资源下载说明

本书有配套 PPT 课件，供教师下载使用，请到"医开讲网站"（网址：www.e-lesson.cn）认证教师身份后，搜索书名进入具体图书页面实现下载。

中国中医药出版社出版

北京经济技术开发区科创十三街 31 号院二区 8 号楼

邮政编码　100176

传真　010-64405721

河北品睿印刷有限公司印刷

各地新华书店经销

开本 889×1194　1/16　印张 10.25　字数 266 千字

2021 年 6 月第 3 版　2024 年 4 月第 5 次印刷

书号　ISBN 978-7-5132-6892-9

定价　49.00 元

网址　www.cptcm.com

服务热线　010-64405510　　微信服务号　**zgzyycbs**

购书热线　010-89535836　　微商城网址　**https://kdt.im/LIdUGr**

维权打假　010-64405753　　天猫旗舰店网址　**https://zgzyycbs.tmall.com**

如有印装质量问题请与本社出版部联系（010-64405510）

全国中医药行业高等教育"十四五"规划教材
全国高等中医药院校规划教材（第十一版）

《小儿推拿学》
编 委 会

全国中医药行业高等教育"十四五"规划教材
全国高等中医药院校规划教材（第十一版）

专家指导委员会

名誉主任委员

余艳红（国家卫生健康委员会党组成员，国家中医药管理局党组书记、局长）

王永炎（中国中医科学院名誉院长、中国工程院院士）

陈可冀（中国中医科学院研究员、中国科学院院士、国医大师）

主任委员

张伯礼（天津中医药大学教授、中国工程院院士、国医大师）

秦怀金（国家中医药管理局副局长、党组成员）

副主任委员

王　琦（北京中医药大学教授、中国工程院院士、国医大师）

黄璐琦（中国中医科学院院长、中国工程院院士）

严世芸（上海中医药大学教授、国医大师）

高　斌（教育部高等教育司副司长）

陆建伟（国家中医药管理局人事教育司司长）

委　员（以姓氏笔画为序）

丁中涛（云南中医药大学校长）

王　伟（广州中医药大学校长）

王东生（中南大学中西医结合研究所所长）

王维民（北京大学医学部副主任、教育部临床医学专业认证工作委员会主任委员）

王耀献（河南中医药大学校长）

牛　阳（宁夏医科大学党委副书记）

方祝元（江苏省中医院党委书记）

石学敏（天津中医药大学教授、中国工程院院士）

田金洲（北京中医药大学教授、中国工程院院士）

仝小林（中国中医科学院研究员、中国科学院院士）

宁　光（上海交通大学医学院附属瑞金医院院长、中国工程院院士）

匡海学（黑龙江中医药大学教授、教育部高等学校中药学类专业教学指导委员会主任委员）

吕志平（南方医科大学教授、全国名中医）

吕晓东（辽宁中医药大学党委书记）

朱卫丰（江西中医药大学校长）

朱兆云（云南中医药大学教授、中国工程院院士）

刘　良（广州中医药大学教授、中国工程院院士）

刘松林（湖北中医药大学校长）

刘叔文（南方医科大学副校长）

刘清泉（首都医科大学附属北京中医医院院长）

李可建（山东中医药大学校长）

李灿东（福建中医药大学校长）

杨　柱（贵州中医药大学党委书记）

杨晓航（陕西中医药大学校长）

肖　伟（南京中医药大学教授、中国工程院院士）

吴以岭（河北中医药大学名誉校长、中国工程院院士）

余曙光（成都中医药大学校长）

谷晓红（北京中医药大学教授、教育部高等学校中医学类专业教学指导委员会主任委员）

冷向阳（长春中医药大学校长）

张忠德（广东省中医院院长）

陆付耳（华中科技大学同济医学院教授）

阿吉艾克拜尔·艾萨（新疆医科大学校长）

陈　忠（浙江中医药大学校长）

陈凯先（中国科学院上海药物研究所研究员、中国科学院院士）

陈香美（解放军总医院教授、中国工程院院士）

易刚强（湖南中医药大学校长）

季　光（上海中医药大学校长）

周建军（重庆中医药学院院长）

赵继荣（甘肃中医药大学校长）

郝慧琴（山西中医药大学党委书记）

胡　刚（江苏省政协副主席、南京中医药大学教授）

侯卫伟（中国中医药出版社有限公司董事长）

姚　春（广西中医药大学校长）

徐安龙（北京中医药大学校长、教育部高等学校中西医结合类专业教学指导委员会主任委员）

高秀梅（天津中医药大学校长）

高维娟（河北中医药大学校长）

郭宏伟（黑龙江中医药大学校长）

唐志书（中国中医科学院副院长、研究生院院长）

彭代银（安徽中医药大学校长）

董竞成（复旦大学中西医结合研究院院长）

韩晶岩（北京大学医学部基础医学院中西医结合教研室主任）

程海波（南京中医药大学校长）

鲁海文（内蒙古医科大学副校长）

翟理祥（广东药科大学校长）

秘书长（兼）

陆建伟（国家中医药管理局人事教育司司长）

侯卫伟（中国中医药出版社有限公司董事长）

办公室主任

周景玉（国家中医药管理局人事教育司副司长）

李秀明（中国中医药出版社有限公司总编辑）

办公室成员

陈令轩（国家中医药管理局人事教育司综合协调处处长）

李占永（中国中医药出版社有限公司副总编辑）

张岠宇（中国中医药出版社有限公司副总经理）

芮立新（中国中医药出版社有限公司副总编辑）

沈承玲（中国中医药出版社有限公司教材中心主任）

前　言

　　为全面贯彻《中共中央 国务院关于促进中医药传承创新发展的意见》和全国中医药大会精神，落实《国务院办公厅关于加快医学教育创新发展的指导意见》《教育部 国家卫生健康委 国家中医药管理局关于深化医教协同进一步推动中医药教育改革与高质量发展的实施意见》，紧密对接新医科建设对中医药教育改革的新要求和中医药传承创新发展对人才培养的新需求，国家中医药管理局教材办公室（以下简称"教材办"）、中国中医药出版社在国家中医药管理局领导下，在教育部高等学校中医学类、中药学类、中西医结合类专业教学指导委员会及全国中医药行业高等教育规划教材专家指导委员会指导下，对全国中医药行业高等教育"十三五"规划教材进行综合评价，研究制定《全国中医药行业高等教育"十四五"规划教材建设方案》，并全面组织实施。鉴于全国中医药行业主管部门主持编写的全国高等中医药院校规划教材目前已出版十版，为体现其系统性和传承性，本套教材称为第十一版。

　　本套教材建设，坚持问题导向、目标导向、需求导向，结合"十三五"规划教材综合评价中发现的问题和收集的意见建议，对教材建设知识体系、结构安排等进行系统整体优化，进一步加强顶层设计和组织管理，坚持立德树人根本任务，力求构建适应中医药教育教学改革需求的教材体系，更好地服务院校人才培养和学科专业建设，促进中医药教育创新发展。

　　本套教材建设过程中，教材办聘请中医学、中药学、针灸推拿学三个专业的权威专家组成编审专家组，参与主编确定，提出指导意见，审查编写质量。特别是对核心示范教材建设加强了组织管理，成立了专门评价专家组，全程指导教材建设，确保教材质量。

　　本套教材具有以下特点：

　　1.坚持立德树人，融入课程思政内容

　　将党的二十大精神进教材，把立德树人贯穿教材建设全过程、各方面，体现课程思政建设新要求，发挥中医药文化育人优势，促进中医药人文教育与专业教育有机融合，指导学生树立正确世界观、人生观、价值观，帮助学生立大志、明大德、成大才、担大任，坚定信念信心，努力成为堪当民族复兴重任的时代新人。

　　2.优化知识结构，强化中医思维培养

　　在"十三五"规划教材知识架构基础上，进一步整合优化学科知识结构体系，减少不同学科教材间相同知识内容交叉重复，增强教材知识结构的系统性、完整性。强化中医思维培养，突出中医思维在教材编写中的主导作用，注重中医经典内容编写，在《内经》《伤寒论》等经典课程中更加突出重点，同时更加强化经典与临床的融合，增强中医经典的临床运用，帮助学生筑牢中医经典基础，逐步形成中医思维。

3.突出"三基五性"，注重内容严谨准确

坚持"以本为本"，更加突出教材的"三基五性"，即基本知识、基本理论、基本技能，思想性、科学性、先进性、启发性、适用性。注重名词术语统一，概念准确，表述科学严谨，知识点结合完备，内容精炼完整。教材编写综合考虑学科的分化、交叉，既充分体现不同学科自身特点，又注意各学科之间的有机衔接；注重理论与临床实践结合，与医师规范化培训、医师资格考试接轨。

4.强化精品意识，建设行业示范教材

遴选行业权威专家，吸纳一线优秀教师，组建经验丰富、专业精湛、治学严谨、作风扎实的高水平编写团队，将精品意识和质量意识贯穿教材建设始终，严格编审把关，确保教材编写质量。特别是对32门核心示范教材建设，更加强调知识体系架构建设，紧密结合国家精品课程、一流学科、一流专业建设，提高编写标准和要求，着力推出一批高质量的核心示范教材。

5.加强数字化建设，丰富拓展教材内容

为适应新型出版业态，充分借助现代信息技术，在纸质教材基础上，强化数字化教材开发建设，对全国中医药行业教育云平台"医开讲"进行了升级改造，融入了更多更实用的数字化教学素材，如精品视频、复习思考题、AR/VR等，对纸质教材内容进行拓展和延伸，更好地服务教师线上教学和学生线下自主学习，满足中医药教育教学需要。

本套教材的建设，凝聚了全国中医药行业高等教育工作者的集体智慧，体现了中医药行业齐心协力、求真务实、精益求精的工作作风，谨此向有关单位和个人致以衷心的感谢！

尽管所有组织者与编写者竭尽心智，精益求精，本套教材仍有进一步提升空间，敬请广大师生提出宝贵意见和建议，以便不断修订完善。

国家中医药管理局教材办公室

中国中医药出版社有限公司

2023 年 6 月

编写说明

　　本教材是在国家中医药管理局的宏观指导下，全面贯彻落实《国务院办公厅关于深化医教协同进一步推进医学教育改革与发展的意见》，以全面提高中医药人才的培养质量、推进高等学校加快"双一流"建设，依据中医药行业人才培养规律和实际需求，旨在正本清源，突出中医思维方式，体现中医药学科的人文特色和"读经典，做临床"的实践特点。

　　本教材编委会由 21 所高等中医药院校的推拿专家组成，是全国中医药行业高等教育"十三五"规划教材《小儿推拿学》的修订版。修订比例为 30% 左右。本次教材的修订，充分吸收了前一版教材的优点，坚持以学生为中心，坚持以"三基（基本知识、基本理论、基本技能）"为基础，突出"五性"（思想性、科学性、先进性、启发性、适用性），进一步完善体例结构、规范概念、精炼文字，使其紧扣教学需要；继承了上一版教材的主体知识结构，针对不断发展的小儿推拿临床实际进行了整理和归纳。全书增加了"思政元素"内容，将中国传统文化、医德伦理等元素与专业知识融为一体编入教材；对小儿推拿发展简史部分补充了近年来小儿推拿成果；归纳、精减了部分复式操作手法的操作内容；增加了部分小儿常见病症的分型与推拿治疗；更新了部分小儿推拿常见病例的内容，对推拿治疗的基础方进行分析，以利于学生理解与记忆，力求在科学性、系统性、先进性、实用性方面有较大的提高。

　　小儿推拿学是一门技能性、操作性很强的临床学科，学习本课程，应在系统学习推拿功法学、推拿手法学、推拿治疗学、儿科学等课程之后，重点学习儿科特定穴、手法操作和临床病症的推拿治疗方法，同时注意小儿推拿在辨证分型、诊断分型上与其他学科的区别。

　　本教材的具体分工如下：第一章由刘明军编写，第二章由吴云川、冯跃编写，第三章由王德军、许丽编写，第四章由安玉兰、陈志伟、仲崇文、朱田田、李超然编写，第五章由邰先桃、唐成林、王琳、雷龙鸣、李嘉、沈潜、王光安、王列、杨丽芸、吴云天编写，附录由邵长丽、何立东、李桂华编写。

　　本教材的数字化工作由刘明军教授、邰先桃教授负责，许丽、王德军、仲崇文参与。

　　本教材在编写和归纳整理过程中，得到了全国各中医药院校的大力支持，在此表示感谢，并向上一版编委会的努力工作一并表达谢意！真诚希望各界同仁在使用本教材过程中将发现的问题及时反馈给我们，以便再版时修订提高。

《小儿推拿学》编委会

2021 年 4 月

目　录

扫一扫，查阅本章数字资源，含PPT、音视频、图片等

【导学】主要介绍小儿推拿学发展史中各个历史时期的特点，以及小儿推拿学发展史中具有标志性意义的人物与著作。

学习重点　小儿推拿学发展史形成、发展时期的代表著作、作者及学术特色。

学习要求　按照小儿推拿发展四个历史时期的特点展开学习与讨论。

重点内容　形成时期（明清时期）的代表著作的名称、作者及学术特色。

小儿推拿学是在中医基础理论和相关临床指导下，根据小儿的生理病理特点，研究在其体表特定穴位或部位施以手法，以防治疾病、助长益智的一种外治疗法，是一门独具特色的中医临床学科。在长期的医疗实践中，小儿推拿手法从原来简单的下意识抚触动作，逐步发展到需要经过刻苦训练才能掌握的一种具有高度技巧性的手法操作形式，成为中医学中别具特色的一种治疗保健方法。

小儿推拿学具有系统的理论体系和临床宝贵经验，是千百年来我国历代医家在长期的临床实践中不断积累和总结的结果，它对我国小儿的健康及中华民族的繁衍昌盛作出了不可磨灭的贡献。

小儿推拿是中医推拿学科的重要组成部分，随着儿科学理论体系的建立和推拿临床的广泛应用而逐渐形成。本学科的发展经历了以下几个阶段。

一、秦汉时期——小儿推拿的萌芽时期

秦汉时期是中医学发展的重要阶段。中医理论的基本框架和临床治疗学的基本原则均是在此时期构筑和奠定的。随着推拿学和儿科学的出现小儿推拿开始萌芽。

此时期出现了最早的儿科医生和儿科病历。如《史记·扁鹊仓公列传》中记载："扁鹊名闻天下……来入咸阳，闻秦人爱小儿，即为小儿医""齐王中子诸婴小子病召臣意，诊其脉，告曰：'气鬲病，使人烦满，食不下，时呕沫，病得之少忧，数忔食饮。'"

1973年长沙马王堆西汉古墓出土的医学帛书《五十二病方》记载的"婴儿病痫方"和"婴儿瘛方"是现存最早的小儿推拿方法的文字记载，其以汤匙边摩拭病变部位治疗小儿惊风抽搐。该法是一种器具按摩法，后世的刮痧疗法应属此类，至今仍常用于小儿感冒、中暑和小儿惊风等病。《黄帝内经》作为中医临床各学科的经典著作，也指导着小儿推拿的发展。如记载了按摩工具——九针中有"圆针"和"锃针"的记载。

东汉张仲景《金匮要略·脏腑经络先后病脉证》中首次记载了膏摩，"若人能养慎，不令邪风干忤经络，适中经络，未流传脏腑，即医治之。四肢才觉重滞，即导引、吐纳、针灸、膏摩，勿令九

窍闭塞"。膏摩法是指应用特制的中药膏涂抹于病患处并使用手法按摩的一类操作方法。该法通过手法和药物的协同作用，不但提高了疗效且保护了皮肤，同时也为小儿推拿使用介质奠定了基础。

二、晋唐宋元时期——小儿推拿的奠基时期

晋唐时期是推拿学发展的重要阶段，推拿按摩在内、外、妇、伤等各科及急症治疗和养生保健中得到了广泛的应用，并取得了巨大的成就，小儿推拿也散见其中。晋代葛洪在《肘后备急方》中首创的指针法、捏脊法、颠簸法等手法如今仍广泛应用于小儿推拿的临床治疗中。其中有关捏脊法的记载："卒腹痛……拈取其脊骨皮，深取痛行之，从龟尾至项乃止，未愈更为之。"现今小儿捏脊流派的形成正是得益于此。

隋唐时期按摩已成为国家医学教育的四大科目之一。隋朝的官方医学校"太医署"设有按摩博士。唐代的"太医署"规模更大，除按摩博士外，还设有按摩师、按摩工、按摩生等共计70余人。同时隋唐时期也是中医儿科学发展的奠基时期，太医署除了设有按摩科外，还有少小科（即小儿科）。据有关史料记载，隋唐以前推拿无成人与小儿之分。至隋代，巢元方《诸病源候论》中有小儿病专论6卷，共计255候，详细记述了小儿的保育病症，并在所有卷末附有按摩导引方法。唐代孙思邈所著《备急千金要方》将妇人、少小婴孺诸病列专篇论述，其中小儿病症分序列为初生出腹、惊痫、客忤、伤寒、咳嗽、癖结、胀满等九科，并应用膏摩防治小儿疾病，如"小儿虽无病，早起常以膏摩囟上及手足心，甚避寒风"，首次将膏摩应用于小儿保健推拿，而且系统记载了运用膏摩治疗小儿"少小心腹热""少小中风""中客忤""项强欲死""小儿鼻塞不通浊涕出""夜啼""腹胀满""不能乳食"等十几种病症。唐代的儿科医生需要经过医学博士教授5年，考试合格后方为小儿医。隋唐时期为我国政治、经济、文化、教育等各方面最为昌盛的时期，医学教育的开展促进了推拿学的发展和中医儿科学的形成，而且随着对外经济文化的交流，中医推拿也开始传入日本、朝鲜、印度和西欧各国。

宋元时期，推拿学在理论和临床发展上均遭受了重大挫折，太医局取消了隋唐以来存在了近400年的按摩科，以按摩命名的专著仅见《宋史·艺文志·按摩法》，惜已亡佚。在小儿推拿方面，出现了运用掐法治疗新生儿破伤风的最早记载，北宋沈括《良方·十卷》记载了用掐法治疗脐风，这也是宋朝少有取得的一项关于小儿推拿疗法的成就。此时期的中医儿科学得到了全面发展，流行于唐末宋初的《颅囟经》是我国最早的儿科专著，在其影响下，著名儿科学家钱乙结合自己的临床经验，著成了《小儿药证直诀》。该书将小儿的生理病理特点概括为"脏腑柔弱，易虚易实，易寒易热"，诊断方面创立了"面上证""目内证"等，堪称中医儿科学之精髓。该书的问世，标志着中医儿科学理论体系的建立，也为小儿推拿学的形成与发展奠定了坚实的基础。

总之，晋唐时期按摩推拿学的快速发展和宋元时期中医儿科学理论体系的逐渐完善，为后来小儿推拿自成体系奠定了基础，故此期为小儿推拿的奠基时期。

三、明清时期——小儿推拿的形成时期

明清时期，中医学已经有了显著发展，推拿学也日趋成熟，其中最主要的表现就是小儿推拿形成了自己的独立学术体系，而这正是基于儿科学理论体系的建立和推拿临床的广泛应用。

明代初期，应用推拿防治小儿疾患已经积累了丰富的经验，而真正形成小儿推拿独立的学术体系则是在明代中后期，其主要标志就是《小儿按摩经》《小儿推拿秘旨》《小儿推拿秘诀》这三部小儿推拿专著的相继问世。其中，《小儿按摩经》是我国现存最早的小儿推拿专著，该书附录在明代杨继洲编写的《针灸大成》中，为其中独立的第十卷，题为《保婴神术》，也称《保婴神

术按摩经》。据查，该书由四明陈氏著，系统介绍了多种小儿推拿手法，如掐、揉、推、按、摩、运、摇、摘、搓、分、合、刮、扯、推、拂等，还有 20 余种复式推拿手法、主治功效和 50 余个小儿特定穴，并介绍了观形察色法、面部五位歌、命门部位歌、阳掌图各穴手法仙诀、阴掌图各穴手法仙诀、初生调护、内八段锦、外八段锦等内容。《小儿按摩经》是对明代以前小儿推拿成就的总结，从诊法、辨证、穴位、手法、治疗等方面对小儿推拿进行了系统全面的论述，其主要学术思想和独有的小儿推拿手法和穴位至今仍应用于临床，是小儿推拿学的奠基之作。明代龚云林所著《小儿推拿秘旨》，又名《小儿推拿方脉活婴秘旨全书》《小儿推拿活婴全书》。该书继承了钱乙的学术思想，对小儿辨证、病因病机、推拿穴位、推拿手法及治疗均有论述，对后世影响很大。在推拿手法方面，记载的小儿推拿八法为后世历代小儿推拿医家所推崇，新增了搓、笃、打拍、开弹、拿 5 种手法，并对 12 种复式推拿手法从手法的名称、功效、操作方法和适应证进行了详细的阐述。在小儿推拿适应证方面，该书已不仅仅局限于明代中叶以前的小儿惊风，而是扩展到其他杂病，如腹痛、火眼、肿胀、疟疾、痢疾等，且分门别类地加以论述。该书是现存最早的一部小儿推拿单行本，在总结前人有关小儿推拿疗法的基础上，结合临床经验编辑而成，对小儿推拿体系的完善起了重要作用。编著《中国医学大成》一书的曹炳章先生，称此书为"推拿最善之本"。明代周于藩所著的《小儿推拿秘诀》在介绍诊法和手法的基础上，对拿法、推法、运法论述尤为详细。如"身中十二拿法"中说"拿即揉掐类"，这里所说的拿法，含有按法和掐，与现在讲的拿法有所差异。此外本书还首次提出一些特定穴，如耳后、奶旁、肚角、皮罢、合骨、鱼肚等；注重推拿与病症、时辰的关系；载有多种推拿图谱。该书内容与前两部书及《幼科百效全书·幼科急救推拿奇法》《万育仙书·推拿目》等小儿著作密切相关，对后世影响较大，清代重要的推拿专著《厘正按摩要术》就是以此为蓝本的。

到了清代，小儿推拿的理论及临床应用进一步发展，诊疗水平进一步提高，相关专著也陆续问世。其中影响较大的有清代张振鋆所著的《厘正按摩要术》。该书是对光绪十四年前小儿推拿集大成的著作，书中所创小儿推拿八法"按、摩、掐、揉、推、运、搓、摇"，以及胸腹按诊、穴位推拿等沿用至今，疗效显著，对临床具有实际指导意义。熊应雄所著的《小儿推拿广意》主要论述小儿推拿手法在小儿疾病中的运用，详细阐述了囟门、面部、虎口、指纹，以及精神、声息等的变化，介绍了推拿治疗常用穴位、手法、操作顺序等，以及手足 45 个小儿推拿特定穴的主治，且附有图示，并列举了儿科常见病的内服外用方剂 185 首。骆如龙所著的《幼科推拿秘书》对推拿操作有简明的介绍，认为分阴阳为"诸症之要领，众法之先声"，特别是首次提出了"起式""总收法"的小儿推拿手法，归纳总结了小儿推拿 13 个复式手法。夏云集所著的《保赤推拿法》专门论述推拿操作，介绍了 43 种手法，阐述了推、拿、挤、搓等 11 种手法的操作要领。徐谦光所著的《推拿三字经》以三字为句，便于记忆，通俗易懂，其治法以取穴少，操作次数多为其特点。其他如《小儿推拿术》《推拿须知》《推拿抉微》《推拿捷径》《推拿指南》《推拿图解》等，都对小儿推拿的适应证及治疗原则方面进行了系统论述，在小儿推拿的理论和临床应用发展上具有重要意义。

总之，小儿推拿独立形成体系和快速发展主要在明清时期，尤其是明末清初。小儿推拿流传至今并广泛应用于临床，与这一时期的学术发展水平密不可分。

四、近代现代——小儿推拿的发展时期

"民国"时期，由于当时卫生政策对中医不重视，甚至反对传统医学。曾一度提出"废止旧医"，国医不允许执业，提倡西洋医学，使得推拿发展在整体上处于低潮，但由于其有效、简便、易行，故而深受广大民众的喜爱，许多推拿医家尤其是小儿推拿活跃于民间并得到广泛的流传和

应用，也正是这种分散于全国各地的发展模式，使得推拿学科包括小儿推拿按照各自地域流行特点和民间需求形成了各具特色的推拿流派，如湘西的儿科推拿、山东的小儿推拿就至少有三个流派，还有海派儿科推拿、北京小儿捏脊流派等，期间仍有不少小儿推拿著作问世。

新中国成立后，随着党对中医药政策的不断重视和落实，推拿在临床、教学、科研，以及推拿著作和推拿科室人才队伍的建设等各个方面出现了空前繁荣的景象。1956年上海首先开办了"推拿训练班"，其后，又相继成立了中国第一个推拿专科门诊和推拿学校，随后全国各中医院校陆续开设了推拿课程，各地有条件的中医院也陆续增设了推拿科。随着推拿学整体的发展，小儿推拿在此时期也得到了快速发展。从20世纪60年代初中期起，开始重新整理和挖掘推拿文献，很多小儿推拿古籍得到了重印和再版，并新编出版了不少小儿推拿著作，如青岛医学院张汉臣编著的《实用小儿推拿》、上海推拿名家金义成编著的《小儿推拿学》等。在科研方面，开始广泛应用生理、物理、化学等现代技术手段开展对小儿推拿临床、原理、手法、穴位等方面的深入研究。如北京、安徽等地系统观察了捏脊疗法对患儿胃泌素、肺功能、血压，以及免疫功能的影响，从而证实了小儿推拿对小儿消化、呼吸、循环、免疫等系统的功效。青岛医学院利用胃描记和试管对比法观察了"推脾土"和"运内八卦"前后胃的运动和胃液对蛋白质消化的分解情况，证明小儿推拿可以促进胃的运动和消化功能。在临床方面，从20世纪50年代起，临床不但应用推拿治疗小儿蛔虫性肠梗阻、小儿腹泻（婴幼儿轮状病毒性腹泻）、小儿厌食等疾病，而且进行规范的临床疗效观察和研究，并运用现代医学手段对其疗效和作用机制加以证实。以上这些均有力地推动了小儿推拿学术的快速发展。

近十余年来，小儿推拿疗法无论在医疗、教学、科研领域，还是在学术论文、学术著作、学术期刊的出版发行等方面都取得了诸多成就。各级小儿推拿学会的建立以及小儿推拿学科师资队伍的建设和发展都呈现出空前的繁荣，为小儿推拿学科的可持续发展奠定了坚实而牢固的基础，推动了新时代中医药事业的传承、创新与发展。

随着分子生物学、生物力学、蛋白组学等新兴学科的发展和广泛应用，揭开小儿推拿神秘功效必将为期不远。近年来，小儿推拿学科发展日趋完善，全国各高等中医院校逐渐将小儿推拿从推拿学中独立出来，并编写了系统的小儿推拿学教材，大批小儿推拿专业医生应运而生。随着中医药走向全世界，以及世界各地对"绿色"医疗的需求，小儿推拿这一古老而新兴的学科，必将得到更为广阔的应用和发展，继续为人类的健康和医疗保健事业作出更大贡献。

小结

1. 学习内容

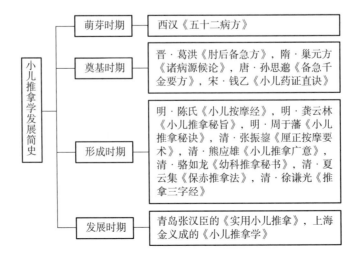

2. 学习方法 本章节为基础理论知识，通过课堂学习对小儿推拿学的发展简史有一个全方位的认识，可结合附录二"小儿推拿文献选读"中部分著作进行讨论。重点学习明清时期小儿推拿学经典著作，并结合课堂内容适当安排阅读部分著作。

【思考题】

1. 小儿推拿学历经了几个历史时期，每个阶段的标志性学术成就是什么？
2. 为何说小儿推拿形成独特体系是在明代？

【导学】本章主要介绍小儿推拿辨证论治特点，以及小儿推拿治疗概要。

学习重点　小儿辨证特点、治疗特点，小儿推拿注意事项。

学习要求　掌握小儿病因特点、四诊特点，小儿推拿的操作顺序，小儿推拿的适应证与禁忌证，小儿推拿介质等内容。

小儿推拿又称小儿按摩，是指运用特定手法作用于小儿特定部位，以调整小儿脏腑、气血、经络功能，从而达到防病治病目的的一种外治法。小儿从出生到长大，处于不断生长发育的过程中，无论生理、病理、保育、辨证、治疗等方面，都与成人有所不同，而且年龄越小，特点越明显。因此掌握小儿的特点，对小儿疾病的诊断、防治等方面具有极其重要的意义。

第一节　小儿推拿辨证论治特点

一、病因特点

小儿发病的病因与成人大致相同，但由于小儿具有自身的生理特点，因此对不同病因的易感程度与成人有明显的差别。小儿病因，以先天因素、外感和内伤居多。先天因素是儿科特有的病因，情志、意外和其他因素也值得重视。在小儿的成长过程中，不同年龄对不同病因的易感程度也不同，如年龄越小对六淫邪气的易感程度越高、年龄越小因乳食而伤的情况越多等。

（一）外感因素

小儿外感因素包括外感六淫之邪和疫疬之邪两方面。

小儿为稚阴稚阳之体，脏腑娇嫩，冷暖不知自调，易被"六淫"邪气所伤；小儿肺常不足，卫外功能较成人为弱，易被风邪（风热、风寒）所伤，产生各种肺系疾病；小儿易被燥邪、暑邪所伤，形成肺胃阴津不足、气阴两伤病症；小儿纯阳，六气易从火化，因而伤于外邪以热性病症为多。

疫疬是一类具有强烈传染性的病邪，其引发的疾病有起病急骤、病情较重、症状相似、易于流行等特点。小儿为稚阴稚阳之体，形气未充，御邪能力较弱，是疫疬邪气所伤的易感群体，容易导致疾病的发生与流行。

（二）内伤因素

小儿内伤因素多为乳食所伤。

喂养小儿应遵循有序、有时、有节。如喂养不当、初生缺乳、未能按期添加辅食、任意纵儿所好、饮食营养不均衡、饮食不洁均会导致脾胃病症。如过食寒凉易伤脾阳；过食辛热易伤胃阴；过食肥甘厚腻易伤脾（脾运受损）；乳食偏少可致气血生化不足（脾虚）；乳食过多又可导致脾胃受损。另外，小儿缺乏卫生知识，易于误食一些被污染的食物，引发肠胃疾病，如吐泻、腹痛、寄生虫病等。

（三）先天因素

先天因素即胎产因素，是指小儿出生之前已作用于胎儿的致病因素。如儿在母体孕育期间，因先天禀受不足，致出生后智能低下、肢体软弱等发育障碍的，称为"胎弱"。遗传病因是小儿先天因素中的主要病因，父母的基因缺陷可导致小儿先天畸形、生理缺陷或代谢异常等。另外，妊娠妇女饮食失节、情志不调、劳逸失度、感受外邪、房事不节等，都可能损伤胎儿而为病。

二、四诊特点

四诊即望、问、闻、切，是中医诊断疾病的主要方法。在临床上，应该四诊合参，相互配合。但小儿有其自身的特点且婴儿不会言语，加上就诊时常啼哭叫扰，历代儿科医家都很重视望诊，并积累了较丰富的经验。

（一）望诊

医生运用视觉，对人体全身和局部的一切可见征象，以及排出物等进行有目的地观察，以了解健康或疾病状态，称为望诊。望诊为四诊之首。望诊的内容主要包括观察人的神、色、形、态、舌象、络脉、皮肤、五官九窍等情况，以及排泄物、分泌物的形、色、质量等。望诊可分为望神色、望形态、审苗窍、辨斑疹、察二便、看指纹。

1. 望神色 指观察小儿的精神状态和面部气色。正常小儿两目精彩有神，表情生动活泼，面色红润有光泽，呼吸均匀调和，反之则为有病小儿。在望神色时，尤以面部望诊更为重要。主要有五色，分别是红、青、黄、白、黑。面呈白色，多为寒证、虚证；面呈红色，多属热证；面呈黄色，多属体虚或有湿；面呈青色，主寒、主痛、主瘀、主惊；面呈黑色，多为主寒、主痛，或内有水湿停饮。

2. 望形态 指通过观察病儿的形体和动态，来推测疾病的变化。小儿形体的望诊，包括望头颈、躯干、四肢、肌肤、毛发、指（趾）甲。检查时应按顺序观察。凡筋骨强健有力、肌肉丰满润泽、毛发密黑有光泽、姿态灵动活泼者，属于发育良好，为健康表现。反之多属有病，如头方发少、囟门闭迟，可见于五迟证；囟门凹陷、皮肤干燥，可见于婴幼儿泄泻、呕吐大伤津液。动态望诊，可发现不同疾病常有不同姿态。如小儿喜伏卧者，为食积或有虫；喜蹼卧而苦恼者，多为腹痛等。

3. 审苗窍 苗窍即五官，为五脏的外候。详察目、舌、口唇、鼻、耳五官的变化，可了解其相关内脏的病变。如心火炽盛，可见舌赤糜烂；肺气壅盛，可见鼻翼翕动；肝火亢盛，可见目赤；脾虚寒则口唇淡白；肾气虚则耳鸣等。

（1）舌象 舌为心之苗，许多心的病症在舌部往往有所反映，且舌通过经络与许多脏腑相关联，所以脏腑的病变能从舌象上反映出来。望舌，临床主要观察舌体、舌质和舌苔这三方面的变化。正常小儿舌体柔软，舌质淡红润泽，舌苔薄白。反之则见于各种疾病。如舌体嫩胖、舌边齿痕显著，多为脾肾阳虚；舌质淡白，为气血虚亏；舌苔黄腻，为湿热内蕴或乳食内停；热性病而见剥苔，多为阴伤津亏所致。另外，还应注意小儿伸舌的姿势。

（2）察目　正常小儿两目精彩有神，反之多为病态的表现。如眼睛睡时不能闭合，多属脾虚；若两目转动呆滞，或两目上窜，均为惊病。

（3）察鼻　流清涕伴鼻塞，为风寒感冒；流黄浊涕，为风热感冒，或感冒经久不愈；鼻翼翕动，为肺气闭塞所致。

（4）察口　主要观察唇、齿、咽及口腔黏膜。如唇色淡白是气血虚亏；牙齿过期迟迟不出，多为肾气不足；咽痛微红，且伴灰白色假膜而不易拭去者，多为白喉；二颊黏膜有白色小点，周围红晕，为麻疹黏膜斑。

（5）察耳　小儿耳丰垂厚色润，是先天肾气充沛的表现。反之则属病态或肾气不足。

（6）察二阴　指前阴和后阴。前阴指生殖器和尿道口，后阴指肛门。常见的疾病表现有男孩尿道口发红瘙痒，小便淋沥热痛，属湿热下注。女孩前阴红而湿，为湿热下注的表现。

4. 辨斑疹　斑疹是温病过程中出现的皮疹，因斑与疹常伴随出现，统称斑疹。斑，点大成片，有触目之形，无碍手之质，压之不退色；疹，点小成琐碎小粒，形如粟米，高出皮肤，抚之碍手。小儿发疹的疾病较多，如疹色暗红，先稀后密，先头胸后四肢，多见于麻疹；疹小淡红稀疏，发和收都快者，多见于风疹。

5. 察二便　大小便的变化，对诊断小儿疾病有一定意义。正常新生儿大便呈糊状，一日三次左右。正常小儿大便色黄而干湿适中，反之则为疾病表现。如大便燥结，多为内有实热或阴虚内热；大便稀薄，夹有不消化食物的，为内伤乳食；大便呈果酱色，并伴阵发性哭吵，常为肠套叠。小便清长量多者，多为寒证或肾阳亏损。

6. 看指纹　察看指纹，是中医对小儿疾病诊断的一种独特方法，主要用于3岁以内的小儿。"指纹"是指小儿食指掌面靠拇指一侧的一条青筋，按指节由近及远可分为风、气、命三关。正常小儿的指纹多为淡紫隐隐而不显于风关之上。若发生疾病，则指纹的浮沉、色泽、部位等都能随之而发生变化。指纹的浮沉，浮主表，沉主里。指纹的色泽，红主寒，紫主热，青主燥，紫黑为热邪深伏，郁闭血络，病情危重。指纹的部位，指纹现于风关，病轻；现于气关，病重；现于命关，病情危重；如果透关射甲，病情多危重。看指纹为一种辅助诊断方法，但临床如果出现指纹与症状不符合时可以遵循"舍纹从证"，以确保疾病诊断的正确性。

（二）闻诊

闻诊是医生运用听觉和嗅觉来诊断疾病的方法。听主要是听小儿的啼哭、咳嗽、语言等声音，而嗅主要嗅口气、大小便气味等。

1. 啼哭声　啼哭是小儿的一种"语言"。小儿会用不同的哭声表达饥饿、口渴、睡觉或尿布潮湿，当需要被满足时哭声也就停止了。如饥饿的哭声多绵长无力；哭叫拒食且伴流涎烦躁，多为口疮。总之小儿哭声以洪亮为实证，哭声微细而弱为虚证。

2. 咳嗽声　咳嗽轻扬，为外感风寒；咳声重浊，为外感风热；干咳无痰，多属肺燥；咳声重浊连续不已并有回声者，为顿咳。

3. 语言声　正常小儿语言以清晰响亮为佳。

4. 嗅气味　是通过闻口气、闻大便、闻小便的气味来辨别疾病的方法。如口气臭秽、嗳气酸腐，多为伤食；大便酸臭而稀，多为伤食；小便短赤、气味臊臭，为湿热下注；小便清长，常为脾肾阳虚。

（三）问诊

问诊是采集小儿病情资料的一个重要方法。由于小儿年龄和表达的局限性，问诊主要向家长或保育员询问，年长儿也可自己陈述。

1. 问年龄　不同年龄的小儿往往有不同的疾病。如诊断脐风、胎黄等多见于一周内新生儿；遗尿则发生在 3 岁以上小儿；如麻疹大多发生在出生后 6 个月的婴幼儿。

2. 问病情

（1）问寒热　寒热即指发热和怕冷而言。不同的表现可以反映不同的疾病。如恶寒发热无汗的，多外感风寒；寒热往来，为邪在半表半里的少阳证；傍晚或午后低热并伴盗汗，称为"潮热"。

（2）问汗　小儿的生理特点是小儿较成人容易汗出，一般不属于病态。但是白天稍动即出且汗多者，为自汗，为气虚不固摄；若夜间睡后汗出，为盗汗，是阴虚或气阴两虚；汗出如油淋漓不止，是亡阳虚脱。

（3）问头身　不同头痛反映了不同的病情。如恶寒发热头痛者为外感风寒；头痛呕吐，高热抽搐，为邪热入营。

（4）问二便　主要询问大便的次数、质地和形色及小便的量和气味等。新生儿大便次数较多，每天 3 ～ 5 次是正常的。其他的如果质地、次数、形色及量和气味改变的话就会反映出不同的疾病。如大便次数多且稀薄的，为脾不健运；大便次数多有赤白黏冻，为湿热积滞；小便清长，为肾阳虚亏，下元不固。

（5）问饮食　包括纳食和饮水两方面。正常小儿能按时按量乳食。若不思乳食，或进食不多为脾胃薄弱；腹胀满不思饮食伴口臭，为伤食积滞；能食而便多不化，形体消瘦，见于积滞证。在饮水方面，若渴喜饮冷，则为热证；渴喜饮热，或口不渴，则为寒证。

（6）问胸腹　患儿胸腹部的感觉，在诊断时有一定意义。如胸胀满而频咳，为风邪束肺；心悸胸闷，头晕乏力，五心烦热，常为心之气阴不足。腹痛隐隐，能触及条索状物且以脐周为主，见于蛔虫证。

（7）问睡眠　小儿的正常睡眠是年龄越小，睡眠时间越长。但是临床上有食积、虫积、受惊时容易影响睡眠，痰蒙清窍时容易导致嗜睡和昏睡。

3. 问个人史　包括生产、喂养、发育、预防接种史等。要问清是否足月、顺产，孕期母亲的营养和健康情况等，以及喂养方式和辅助食品添加情况。

（四）切诊

切诊包括脉诊和按诊两个方面，也是诊断儿科疾病的辅助手段之一。

1. 脉诊　小儿脉诊较成人简单，主要有浮、沉、迟、数、有力、无力这 6 种基本脉象，以辨别疾病的表里、寒热、虚实。浮脉轻按即能触及，多见于表证；沉脉重按才能触及，多见于里证；迟脉脉搏迟缓，来去极慢，一息五六次以下，多见于寒证；数脉是脉搏频速，来去急促，一息六七次以上，多见于热证。有力者为实证，无力者为虚证。

2. 按诊　包括按压和触摸头颈、四肢、皮肤、胸腹等。

（1）头囟　正常小儿前囟闭合时间是 12 ～ 18 个月，后囟闭合时间是 3 ～ 4 个月。囟门迟闭者，为肾气不足。囟门凹陷常见于呕吐、泄泻大量丢失水液；囟门高凸常见于脑积水等；囟门不能按时闭合，头缝开解，则为解颅。

（2）四肢　四肢厥冷，多属阳虚；四肢挛急抽动，多为惊风。

（3）皮肤　从皮肤的状况了解寒、热、汗的情况。如肌肤冷汗多者，多为阳气不足；肌肤热无汗者，多为实热、高热所致；手足心灼热为阴虚内热。

（4）胸腹　胸肋处触及串珠，多见于佝偻病。若左胁肋下按之有痞块，属脾肿大；右胁肋下按之有痞块，属肝大。正常小儿腹部柔软温和。腹痛喜温喜按，按之痛减为虚痛、寒痛；腹痛拒按，按之胀痛加剧为里实腹痛；脐周疼痛，可触及条索状物，多属蛔虫证；形瘦，腹胀青筋显露，多为疳积。

三、辨证特点

儿科常用辨证方法，自宋代钱乙提出肝主风、心主惊、脾主困、肺主喘、肾主虚的五脏辨证纲领之后，历代不断应用和发展。目前，儿科辨证方法有八纲辨证、脏腑辨证、卫气营血辨证、六淫疫疬辨证、气血痰食辨证等，其中以前三种最为常用。

（一）八纲辨证

表里、寒热、虚实、阴阳八纲辨证，是辨证的总纲。表里是辨别疾病病位的纲领；寒热是辨别疾病性质的纲领；虚实是辨别人体正气强弱和病邪盛衰的纲领；阴阳是辨别疾病性质的总纲领。八纲辨证用于所有各类儿科病症之中诸如各种外感热病和内伤杂病的辨证，都可以归纳于八纲范畴。治疗大法的选择，如解表治里、祛寒清热、补虚泻实、调和阴阳等都需要在八纲辨证的基础上确定。

（二）脏腑辨证

脏腑辨证，是运用藏象学说的理论，对患者的病症表现加以归纳，以辨明病变所在脏腑及其性质的辨证方法。脏腑辨证以五脏、六腑、奇恒之腑的生理功能、病理特点为临床分析辨证的依据。脏腑辨证主要用于内伤杂病辨证，也常于外感病中作为辅助辨证方法。

钱乙在辨证方面首创儿科五脏辨证体系，提出心主惊、肝主风、脾主困、肺主喘、肾主虚的辨证纲领，成为中医儿科辨证学中最重要的方法。

（三）卫气营血辨证

卫气营血辨证，是清代温病学家叶天士在《黄帝内经》《伤寒论》有关论述的基础上，首次提出的温病辨证方法，属于病机辨证的范畴。小儿为稚阴稚阳之体，易受温热病邪侵袭，故各种温病在儿科发病率高。卫气营血辨证广泛地适用于多种温病，是小儿温病病机辨证的基本方法。卫分证是温热病邪侵袭肌表，卫气功能失常所表现的证候；气分证是温热病邪内传脏腑，邪实正盛，正邪剧争，阳热亢盛的里热证；营分证是温热病邪内陷的严重阶段，病位多涉及心与心包络；血分证是温热病由营分进一步发展至血分的深重阶段。

四、治疗特点

小儿疾病的治疗法则与成人基本一致，由于小儿生理病理特点，故在具体治疗的过程中，具有许多特点。

（一）治疗要及时、正确和审慎

由于小儿为稚阴稚阳之体，脏腑娇嫩，形气未充，易感受外邪，传变迅速，易虚易实，易寒易热，因此及时、准确的治疗是非常重要的，同时治疗必须审慎，以免损伤其稚嫩之正气。

（二）处方要轻巧灵活、中病即止

小儿脏气清灵，随拨随应，在治疗时，处方也应轻巧灵活。要根据患儿的体质特点、病情轻重及脏腑功能，灵活运用，不宜呆滞，不可重浊，不得妄加攻伐。对于大寒、大热之法，均当慎用，即便有是证而用是法，也应中病即止，或衰其大半而止，不可过量，以免耗伤小儿正气。另外要注意抓住疾病的主要矛盾，运用"急则治其标，缓则治其本"及"标本兼治"的原则。

（三）注意顾护脾胃

小儿的生长发育，全靠后天脾胃化生精微之气以充养，疾病的恢复依赖脾胃健运生化，先天不足的小儿也要靠后天来调补。儿科医师应十分重视小儿脾胃的特点，处处顾及脾胃之气，切勿使之损伤。患病后注重调理脾胃是儿科的重要治则。

（四）重视先证而治

由于小儿易感外邪，传变迅速，虚实寒热的变化较成人为快，故应见微知著，先证而治，挫病势于萌芽之时，挽病机于欲成未成之际，尤其是外感热病，病情发展迅速易变，医生更应先发制病，药先于证，先证而治，顿挫病势，防止传变，达到治病防变的目的。在用补益剂的同时，应注意消导，免生中满；在用攻下剂时注意扶正，免耗正气；在用温热药时注意病情热化而稍佐以寒凉；在用寒凉药时应防止中寒内生，适当佐以温热，此皆属先证而治之例。

（五）慎用补益之法

补益之法对体质虚弱的小儿有增强体质，助长发育的作用。但是，健康小儿长期补益可能导致性早熟，或者小儿偶感外邪，或痰湿食滞，未能觉察，若继续应用补益之法，则是闭门留寇，邪留不去，为害不浅。故补益之法切不可滥用。

（六）掌握用药剂量

小儿用药剂量常随年龄大小、个体差异、病情轻重、方剂的组合、药味多少、医师的经验而异。由于小儿服药时常有浪费，所以中药的用量相对较大，尤其是益气健脾、养阴补血、消食和中一类药性平和之剂更是如此。但对一些辛热有毒、苦寒攻伐和药性猛烈的药物，如麻黄、附子、细辛、乌头、大黄、芒硝等，应用时则需要注意。为方便计算，用药量可参照如下比例：新生儿用成人量的1/6，婴儿用成人量的1/3，幼儿用成人量的1/2，学龄儿童用成人量的2/3或接近成人用量，但若病情急重则不受此限制。

第二节 小儿推拿治疗概要

一、小儿推拿特点

小儿推拿辨证是在四诊八纲的基础上进行的。在四诊中，小儿不会说话，因此问诊常是间接的，较大儿童虽能言语，但也不能准确表达病情，加之小儿气血未充，经脉未盛，脉象难凭，闻诊虽能反映一些情况，但也不够全面。只有望诊不受条件限制，反映病情比较可靠，尤其是小儿指纹的望诊，应予重视。由于小儿发病方面特点以外感病和饮食内伤居多，临证以阳证、实证、热证为多，因此在推拿治疗上常用的也以解表（推攒竹、推坎宫、推太阳、拿风池等）、清热（清河水、退六腑、推脊等）、消导（推脾经、清大肠、揉板门、揉中脘、揉天枢等）为多。

小儿推拿的穴位除常用的少数经穴、奇穴外，本身还有许多特定的穴位。其有以下特点：

其一，这些穴位不仅有"点"状，而且还具有"线"状及"面"状。点状穴位如精宁、威灵、一窝风、小天心等。线状穴位如天河水、三关，以及六腑等。面状穴位如腹、脐、八卦等。

其二，有相当多穴位都聚结在两手，正所谓"小儿百脉汇于两掌"。这些特有穴位的分布特点，给临床治疗带来了很多方便。在临证应用中，小儿推拿手法经常与具体穴位结合在一起，如补肺经即旋推肺经穴，清肺经即直推肺经穴，掐水沟、揉中脘等。

此外，还有许多复式操作，更为小儿推拿所独有。如按弦搓摩、运水（土）入土（水）、水底捞月、苍龙摆尾等，这些手法和操作部位都不是单一的某法某部，而是综合性的操作，是历代相传、用之确有良效的推拿方法。

小儿脏腑娇嫩，形气未充，肌肤柔弱，手法要求轻柔深透、适达病所而止，因此术者要很好地进行手法练习。手法练习的方法较多，因小儿推拿手法以人体操作为主，故而手法练习可参考成人推拿手法的练习方法。

二、小儿推拿操作顺序

小儿推拿操作顺序一般有 3 种方式，可根据临床情况灵活应用。

1. 先推头面部穴位，再依次推胸腹、四肢、腰背部穴位。
2. 先推主穴，后推配穴。
3. 根据病情轻重缓急，决定推拿的操作顺序。如胃热呕吐，可先推颈项部天柱骨止呕，再推上肢板门、清大肠等。不管采用哪种方式，无论主穴、配穴，应该先运用轻柔手法（如揉、摩、运、推等），而如掐、拿、捏等强刺激手法，应最后操作，以免刺激患儿引起哭闹，影响下一步的操作和治疗效果。另外，上肢部穴位，不分男女，可根据操作习惯选推左手或右手，一般选一侧即可。治疗时应根据具体情况灵活掌握操作顺序。

三、小儿推拿适应证与禁忌证

小儿推拿疗法的对象一般是 6 岁以下的小儿，尤其适用于 3 岁以下的婴幼儿。

（一）小儿推拿的适应证

小儿推拿适应证较广，常用于感冒、咳嗽、发热、腹痛、腹泻、呕吐、咽炎、肥胖、消化不良、少食厌食、疳积、哮喘、支气管炎、夜啼、梦呓、惊风、肌性斜颈、脑瘫、佝偻病、近视、盗汗、脱肛、湿疹、跌打损伤等治疗，以及小儿保健与预防。

（二）小儿推拿的禁忌证

虽然小儿推拿操作安全，运用广泛，但也有一些不宜推拿的禁忌证应予以注意。

1. 各种皮肤病患处，以及皮肤有破损（发生烧伤、烫伤、擦伤、裂伤等）、皮肤炎症、疔疮、疖肿、脓肿、不明肿块，以及有伤口瘢痕等局部。

2. 有明显的感染性疾病，如骨结核、骨髓炎、蜂窝织炎、丹毒等。

3. 有急性传染病，如猩红热、水痘、病毒性肝炎、肺结核、梅毒等。

4. 有出血倾向的疾病，如血小板减少性紫癜、白血病、血友病、再生障碍性贫血、过敏性紫癜等，以及正在出血和内出血的部位禁用推拿手法，因手法刺激后可导致再出血或加重出血。

5. 骨与关节结核和化脓性关节炎局部应避免推拿，以及可能存在的肿瘤、外伤骨折、脱位等不明疾病。

6. 严重的心、肺、肝、肾等脏器疾病。

7. 有严重症状而诊断不明确者慎用。

以上的禁忌证多是指某些不适宜采用推拿疗法的小儿病症，在小儿推拿的适应证治疗时，同样要注意手法力度、方向等，如果应用不当也会出现一些意外和危险，所以要求推拿医师熟悉小儿的相关解剖和病理知识，熟练掌握小儿推拿手法，才能保证小儿推拿的安全性和有效性。

四、小儿推拿注意事项

在小儿推拿的手法练习和施术时，始终以基本技术要求指导手法操作，注重手法操作的规范性、合理性。施行手法时，术者和患儿的体位也很重要。原则上以患儿为主，在患儿舒适、放松的前提下，充分暴露治疗部位，如退六腑应使前臂屈曲；清天河水应伸直前臂；捏脊应取俯卧位；揉龟尾以小儿俯卧、抬头为佳；治肌性斜颈时患儿头部应侧偏。一般临床上采用家长抱坐或抱卧患儿的体位，目的是增加小儿的安全感，所以医生必须取得患儿家长的配合。在此基础上，术者应取省力、适用、美观的姿势。注重医患之形，在小儿推拿中谓之"调形"。

除了调形外，小儿推拿还特别强调"调神"。神是生命活动的总体现，是建立在气、血、精、津液等物质基础之上的功能活动的概称。只有神气畅然、神机运转，脏腑经气的感应性才灵敏，阴阳才容易协调。小儿推拿的实质是医生施以手法作用于小儿特定的穴位和部位，通过皮部穴位、经络的感应而调整气血、阴阳及脏腑的功能。这种感应性是"神"的表现形式，它与人体所处状态密切相关。哭闹时，患儿手足躁动，皮肤收缩，胸腹紧张，呼吸加速，神浮而不宁，感应性降低；睡眠时，血归于肝，气行缓慢，穴位经络处于松弛、休息状态，神滞而不运，感应性也降低。所以，术者在运用手法时，要尽可能使患儿处于清醒、安宁、神机畅运、感应灵敏的状态，这是取得临床疗效的内在因素，决不可忽视。

在具体操作时，要注意以下几方面。

1. 推拿室应选择避风、避强光、安静的房间，室内要保持清洁卫生，温度适宜，保持空气流通，尽量减少闲杂人员走动，推拿后注意保暖避风寒，忌食生冷。

2. 术者态度要和蔼，耐心仔细，认真操作，随时观察小儿的反应，保持双手清洁，操作前洗手，并不能佩戴戒指、手镯等影响推拿的饰物。经常修剪指甲，刚剪过的指甲，要用指甲锉锉平，保持指甲圆滑，以免损伤小儿肌肤。天气寒冷时，保持双手温暖，避免小儿因此着凉而加重病情。

3. 推拿时间应根据患儿年龄大小、病情轻重、体质强弱及手法的特性而定，一般不超过 20 分钟，亦可根据病情灵活掌握。通常每日治疗 1 次，高热等急性病可每日治疗两次。

4. 上肢部穴位，习惯只推一侧，无男女之分；其他部位的双侧穴位，两侧均可治疗。

5. 治疗时应配合推拿介质，如滑石粉等，既可润滑皮肤，防止擦破皮肤，又可提高治疗效果。

6. 对于惊厥的患儿，经治疗施术后，如症状仍不减轻，应注意保持其侧卧位，保持呼吸道通畅，防止窒息，并及时请有关科室会诊，以免贻误病情。

7. 小儿过饥过饱，均不利于推拿疗效的发挥，最佳的小儿推拿时间宜在饭后 1 小时进行。在小儿哭闹时，应先安抚小儿再进行推拿治疗。推拿时应注意小儿体位，以小儿舒适为宜，既能消除小儿恐惧感，又要便于临床操作。

8. 每次推拿治疗一个患儿后，术者要认真清洗或用免洗消毒液清洁双手，保持清洁，避免交叉感染发生。

五、小儿推拿常用介质

在推拿时，为减轻摩擦、避免皮肤损伤、提高治疗效果而选用一些物质作为辅助，称为介质。常用的介质有滑石粉、爽身粉、生姜汁、葱白汁等。

1. 滑石粉　医用滑石粉。可润滑皮肤，减少皮肤摩擦，保护小儿皮肤。一年四季均可使用，是小儿推拿临床最常用的一种介质。

2. 爽身粉　即市售爽身粉。有润滑皮肤和吸水性强的特点，质量较好的爽身粉可替代滑石粉。

3. 生姜汁　取鲜生姜适量切碎、捣烂，取汁应用。可用于风寒感冒，或胃寒呕吐及腹痛、腹泻等。

4. 葱白汁　取葱白适量切碎、捣烂，取汁应用。可用于风寒感冒。

5. 鸡蛋清　把生鸡蛋打一小洞，然后倒置，取渗出的蛋清使用。用于消化不良、热性病，或久病后期烦躁不眠、手足心热等病症。

6. 薄荷水　取鲜薄荷叶或干薄荷叶（鲜者最好），浸泡于适量的开水中，容器加盖存放 8 个小时后，去渣取液应用。可用于风热感冒或风热上犯所致的头痛、目赤、咽痛等，或痘疹初期隐隐不透，或麻疹将出之际。

7. 冬青膏　由水杨酸甲酯、凡士林、薄荷脑及少量麝香配制，具有温经散寒的作用。常用于小儿虚寒性腹泻的推拿治疗。

8. 麻油　即食用麻油。适用于小儿身体各部位推拿，具有润滑除燥作用，也可在使用刮法时，用（汤勺、铜钱等）器具的光滑边缘蘸油，刮至皮下瘀血。常用于治疗痧气。

在小儿推拿治疗时，患儿应取舒适体位，选择合适的介质。术者手法要轻快柔和，避免损伤患儿皮肤。操作过程中，应与患儿沟通，消除其紧张情绪，以防因哭闹烦躁影响疗效。

小结

1. 学习内容

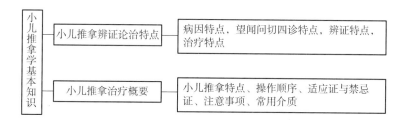

2. 学习方法　本章为基础理论内容，要结合中医儿科学更好地运用辨证论治理论诊治疾病。在学习过程中要善于总结和融会贯通，可以利用网络等其他内容丰富的资源参考学习。

【思考题】

1. 如何理解"小儿为稚阴稚阳之体""小儿为纯阳之体"？

2. 小儿望诊中"望指纹"如何进行，其临床意义有哪些？

扫一扫，查阅本章数字资源，含PPT、音视频、图片等

【导学】主要介绍小儿推拿单式、复式手法的操作与临床应用。

学习重点　小儿推拿手法的技术要求及各种手法的操作与运用。

学习要求　通过课堂讲授与实训练习有机结合，使学生在理论上与实践中均能正确理解和运用手法，重点培养临床操作能力，提升手法治疗的自信心。

　　小儿推拿手法既有与成人推拿手法相同之处，又有其独立于成人推拿手法之外的特殊操作方法，是推拿学的重要组成部分。小儿推拿手法通常是指给6周岁以内的小儿进行推拿治疗的手法，包括单式和复式手法两种。单式手法是最常用的基础手法，复式操作法是一种组合式手法操作，为小儿推拿所特有，其理论基础源于小儿特定穴。小儿穴位具有点、线、面的特点，因此决定了小儿推拿手法中复式操作法的产生和运用，同时也决定了小儿推拿手法和小儿穴位二者密不可分，故小儿推拿谈手法就必论穴位。

　　由于小儿的生理病理特点决定了小儿推拿手法的技术要求必须做到轻快柔和、平稳着实、补泻分明。小儿推拿常用手法与一些成人推拿手法在名称、操作、动作要领等方面并无严格的区分，如揉法、掐法、擦法、捏脊法等，只是在手法运用时，其刺激强度、节律、速率等方面存在差异。

　　小儿推拿治病十分重视补泻，"虚者补之，实者泻之"是推拿治疗的基本法则。在长期的医疗实践中，对小儿推拿的补泻积累了丰富的经验，并经历代医家的反复验证，不断总结，提出了以下补泻方法：

　　1. 轻重补泻法　此指术者在患儿体表穴位上操作时用力的大小而言。即轻手法操作为补法，重手法操作为泻法。

　　2. 快慢补泻法　所谓的快慢，是指术者运用手法在患儿体表穴位上操作的速度，即频率。一般而言，手法操作频率快为泻法，反之为补法。《厘正按摩要术》："急摩为泻，缓摩为补。"

　　3. 方向补泻法　此种补泻主要用于小儿手部与腹部的穴位。一般而言，在手部穴位上做向心方向的直推为补法；离心方向的直推为泻法。

　　4. 经络补泻法　又称为迎随补泻法或顺逆补泻法，是指随（顺）其经络走行方向操作为补法；迎（逆）其经络走行方向操作为泻法。如《灵枢·始终》："泻者迎之，补者随之……"

　　5. 次数补泻法　是指术者运用手法在穴位上操作次数的多少，它是衡量手法补泻的有效治疗量。一般而言，次数多、时间长而轻柔的手法为补法；次数少、时间短而较重的手法为泻法。

　　6. 平补平泻法　是指患儿病情虚实不明显，或平素小儿保健时常用的一种方法。

小儿推拿，常使用一些介质，如滑石粉、薄荷汁、冬青膏等，可以起到润滑作用，还可防止擦破皮肤，有助于提高临床疗效。

第一节 单式手法

小儿推拿手法的种类较少，清·张振鋆在《厘正按摩要术》中首次将"按、摩、掐、揉、推、运、搓、摇"列为小儿推拿八法。随着小儿推拿的发展，许多成人推拿手法也变化运用到小儿推拿疗法中来，成为小儿推拿的常用手法。本节主要介绍推、揉、按、摩、掐、捏、运、捣、拿、擦、搓、捻、刮、摇、拍、按揉、揉捏 17 种常用手法。

一、推法

以拇指或食、中两指的螺纹面着力，附着在患儿体表一定的穴位或部位上，做直线或环旋移动，称为推法。临床上根据操作方式、方向的不同，可分为直推法、旋推法、分推法、合推法。

操作

1. 直推法 以一手握持患儿肢体，使被操作的部位或穴位向上，另一手拇指自然伸直，以螺纹面或其桡侧缘着力，做直线推动，见图 3-1（1）；或食、中两指伸直，以螺纹面着力做直线推动，见图 3-1（2）。频率每分钟约 250 次。

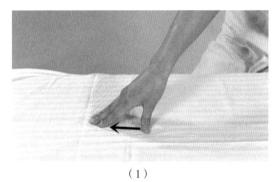
（1）

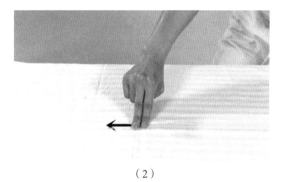
（2）

图 3-1 直推法

2. 旋推法 以拇指螺纹面着力于一定的穴位上，前臂主动做推旋运动，带动拇指做顺时针方向的环旋移动，频率每分钟约 200 次。见图 3-2。

3. 分推法 以双手拇指螺纹面或其桡侧缘，或用双掌着力，稍用力附着在患儿所需治疗的穴位或部位上，用腕部或前臂发力，带动着力部分自穴位或部位的中间向两旁做直线或弧线推动。一般可连续分推 20 ～ 50 次。见图 3-3。

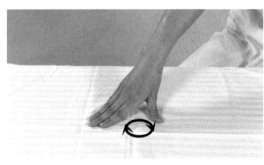

图 3-2 旋推法

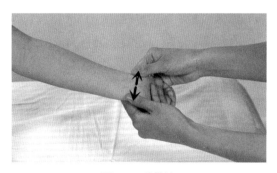

图 3-3 分推法

4. 合推法   合推法是与分推法相对而言。以双手拇指螺纹面或双掌着力，稍用力附着在患儿所需治疗的穴位或部位的两旁，用腕部或前臂发力，带着力部分自两旁向中间做相对方向的直线或弧线推动。本法又称合法或和法。见图 3-4（1）、3-4（2）。

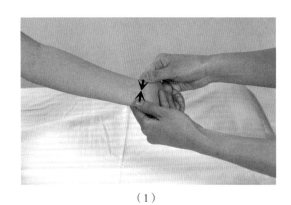　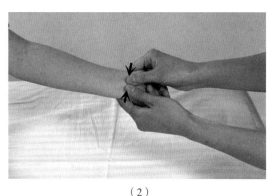

（1）　　　　　　　　　　　　　　　（2）

图 3-4　合推法

动作要领

1. 直推法   用拇指着力做直推法时，主要依靠腕部带动拇指做主动的内收和外展运动；用食、中指着力做直推法时，主要依靠肘部做适当的屈伸运动。操作时，动作要轻快连续，一拂而过，如帚拂尘状，以推后皮肤不发红为佳。操作时必须直线进行，不可歪斜。

2. 旋推法   术者肩、肘、腕、掌指关节均要放松，前臂发力带动拇指做小幅度的旋转推动。动作要轻快连续，犹如用拇指做摩法，仅在皮肤表面推动，不得带动皮下组织。要求动作协调，均匀柔和，速度较直推法稍缓慢。

3. 分推法   操作时主要依靠肘关节的屈伸活动带动指、掌着力部分做横向直线分推，依靠腕部和拇指掌指关节的内收、外展活动带动拇指着力部分做弧线分推。双手用力要均匀，动作要柔和而协调，节奏要轻快而平稳。

4. 合推法   其动作和要求与分推法基本相同，但推动方向相反，主要是做直线合推，不做弧线合推，动作幅度较小、力度宜轻，不要使皮肤向中间起皱。

注意事项

1. 不可推破皮肤，一般需要辅以介质，随蘸随推。

2. 根据病情、部位和穴位的需要，注意掌握手法的方向、轻重、快慢，以求手法的补泻作用，达到预期的疗效。

3. 推法是从摩法中演变而出，但比摩法、运法为重，而较指揉法为轻，所以旋推法与指摩法极为相似，操作时需准确掌握运用。

4. 操作时手法不可呆滞。

适用部位   直推法适用于小儿推拿特定穴中的线状穴位和五经穴，多用于头面部、四肢部、脊柱部；旋推法主要用于手部五经穴及面状穴位；分推法适用于头面部、胸腹部、腕掌部及肩胛部等；合推法适用于头面部、胸腹部、腕掌部。

二、揉法

以手指的指端或螺纹面、手掌大鱼际、掌根着力，吸定于一定的治疗部位或穴位上，做轻柔和缓的顺时针或逆时针方向的环旋运动，并带动该处的皮下组织一起揉动，称为揉法。揉法是小儿推拿的常用手法之一，根据着力部分的不同，可分为指揉法、鱼际揉法、掌根揉法三种。

操作

1. 指揉法 以拇指或中指的指面或指端，或食、中、无名指指面着力，吸定于治疗部位或穴位上，做轻柔和缓的、小幅度、顺时针或逆时针方向的环旋揉动，使该处的皮下组织一起揉动。根据着力部分的不同，可分为拇指揉法、中指揉法、食中两指揉法和食中无名三指揉法（图3-5）。

2. 鱼际揉法 以大鱼际部着力于施术部位上，稍用力下压，腕部放松，前臂主动运动，通过腕关节带动着力部分在治疗部位上做轻柔和缓、小幅度、顺时针或逆时针方向的环旋揉动，使该处的皮下组织一起揉动。

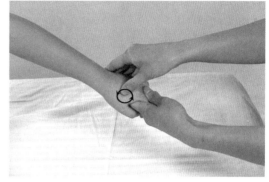

图3-5 揉法

3. 掌根揉法 以掌根部分着力，吸定在治疗部位上，稍用力下压，腕部放松，以肘关节为支点，前臂做主动摆动，带动腕部及着力部分连同前臂做轻柔和缓的、小幅度的、顺时针或逆时针方向的环旋揉动，使该处的皮下组织一起揉动。

动作要领 腕部放松，紧贴体表，带动皮下肌肉组织，但动作宜轻柔。

注意事项

1. 揉法在操作时，着力部分不能与患儿皮肤发生摩擦运动，也不能用力下压。

2. 揉法的动作与摩法颇为相似，需注意区别。揉法着力相对较重，操作时要吸定治疗部位或穴位，并带动该处的皮下组织一起揉动；而摩法着力相对较轻，操作时仅在体表做抚摩，不带动该处的皮下组织。

适用部位 拇指与中指揉法适用于全身各部位或穴位，食、中双指揉法适用于肺俞、脾俞、胃俞、肾俞、大杼等穴位，三指揉法适用于胸锁乳突肌及脐、双侧天枢穴处，鱼际揉法适用于头面部、胸腹部、胁肋部、四肢部，掌根揉法适用于腰背部、腹部及四肢部。

三、按法

以拇指或中指的指端或螺纹面，或掌面（掌根）着力，附着在一定的穴位或部位上，逐渐用力向下按压，按而留之或一压一放地持续进行，称为按法。根据着力部位不同分为指按法和掌按法。

操作

1. 指按法 分为拇指按法和中指按法。

（1）拇指按法 拇指伸直，其余四指握空拳，食指中节桡侧轻贴拇指指间关节掌侧，起支持作用，以协同助力。用拇指螺纹面或指端着力，吸定在患儿治疗穴位上，垂直用力，向下按压，持续一定的时间，按而留之，然后放松，再逐渐用力向下按压，如此一压一放反复操作。见图3-6。

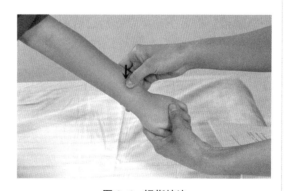

图3-6 拇指按法

（2）中指按法 中指指间关节、掌指关节略屈，稍悬腕，用中指指端或螺纹面着力，吸定在患儿需要治疗的穴位上，垂直用力，向下按压。余同拇指按法，见图3-7。

2. 掌按法　腕关节背伸，五指放松伸直，用掌面或掌根着力，附着在患儿需要治疗的部位上，垂直用力，向下按压，并持续一定的时间，按而留之。见图3-8。

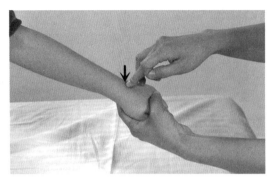
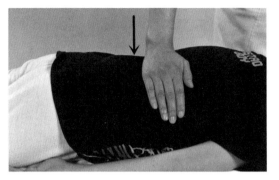

图 3-7　中指按法　　　　　　　　　　　　　　图 3-8　掌按法

动作要领

1. 操作时，按压的方向，要垂直向下用力。

2. 按压的力量要由轻到重，逐渐增加，平稳而持续。

3. 按压时着力部分要紧贴患儿体表的部位或穴位上，不能移动。

注意事项

1. 操作时，切忌用力迅猛、暴力，以免造成组织损伤。

2. 按法结束时，不宜突然撤力，而应逐渐减轻按压的力量。

适用部位　指按法适用于全身各部的经络和穴位。掌按法适用于面积大而又较为平坦的部位，如胸腹部、腰背部等。

四、摩法

以食、中、无名、小指的指面或掌面着力，附着在患儿体表一定的部位或穴位上，做环形而有节律的抚摩运动，不带动皮下组织，称为摩法。摩法分为指摩法与掌摩法两种。

操作

1. 指摩法　食、中无名、小指四指并拢，指掌关节自然伸直，腕部微悬屈，以指面着力，附着在患儿体表一定的部位或穴位上，前臂主动运动，通过腕关节做顺时针或逆时针方向的环形摩动。

2. 掌摩法　指掌自然伸直，腕关节微背伸，用掌面着力，附着在患儿体表一定部位上，腕关节放松，前臂主动运动，通过腕关节连同着力部分做顺时针或逆时针方向的环形摩动。

动作要领

1. 肩、肘、腕均要放松。

2. 操作时，前臂要主动运动，通过放松的腕关节使着力部分形成摩动。

3. 动作要和缓协调，用力要轻柔、均匀。

注意事项　压力要轻柔，不可带动皮下组织一起运动。

适用部位　指摩法和掌摩法主要适用于胸腹部。

五、掐法

以拇指指甲切掐患儿的穴位或部位，称为掐法，又称"切法""爪法""指针法"。

操作　术者手握空拳，拇指伸直，指腹紧贴在食指中节桡侧缘，以拇指指甲着力，吸定在患儿需要治疗的穴位或部位上，逐渐用力进行切掐（图 3-9）。

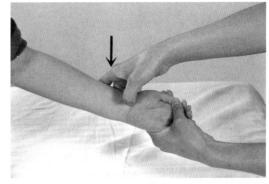

动作要领　操作时，应垂直用力切掐，可持续用力，也可间歇性用力，以增强刺激。取穴宜准。

注意事项　掐法是强刺激手法之一，不宜反复长时间应用，更不能掐破皮肤。掐后常继用揉法，以缓和刺激、减轻局部的疼痛或不适感。

适用部位　适用于头面部和手足部的穴位。

图 3-9　掐法

六、捏法

以单手或双手的拇指与食、中两指指面或拇指与食指中节桡侧面作对称性着力，夹持住患儿的肌肤或肢体，相对用力挤压并一紧一松逐渐移动者，称为捏法。小儿推拿主要用于脊柱，故又称捏脊法。

操作

1. 患儿取俯卧位，被捏部位裸露，术者双手呈半握拳状，拳心向下，拳眼相对，用两拇指指面的前 1/3 处或指面的桡侧缘着力，吸定并顶住患儿龟尾穴旁的肌肤，食、中两指的指面前按，拇、食、中三指同时用力将该处的皮肤夹持住并稍提起，然后双手交替用力，自下而上，一紧一松挤压向前移动至大椎穴处。见图 3-10（1）。

2. 患儿取俯坐位或俯卧位，被捏部位裸露，术者双手呈半握拳状，拳心相对，拳眼向上，食指半屈曲，用其中节的桡侧缘及背侧着力，吸定并顶住患儿龟尾穴处的肌肤，拇指端前按，拇、食两指同时用力将该处的皮肤夹持住并稍提起，然后双手交替用力，自下而上，一紧一松挤压向前移动至大椎穴处。见图 3-10（2）。

动作要领

1. 肩、肘关节要放松，腕指关节的活动要灵活、协调。

2. 操作时既要有节律性，又要有连贯性。

3. 操作时间的长短和手法强度的轻重及挤捏面积的大小要适中，用力要均匀。

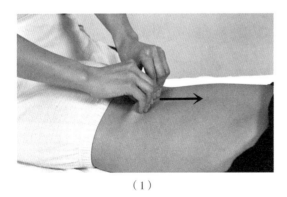
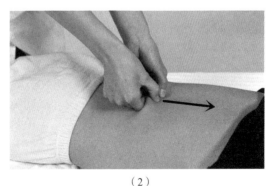

（1）　　　　　　　　　　　　　　（2）

图 3-10　捏法

注意事项

1. 捏脊时要用指面着力，不能以指端着力挤捏，更不能将肌肤拧转，或用指甲掐压肌肤，否则容易产生疼痛。

2. 捏拿肌肤不可过度，捏拿肌肤过多，则动作呆滞不易向前推进；过少则易滑脱。用力过重也易导致疼痛，过轻又不易得气。

3. 挤压向前推进移动时，需做直线移动，不可歪斜。

4. 捏法靠慢工奏效，不可急于求成。

适用部位　脊柱。

七、运法

以拇指螺纹面或食、中指的螺纹面在患儿体表做环形或弧形移动，称为运法。

操作　以一手托握住患儿手臂，使被操作的部位或穴位平坦向上，另一手以拇指或食指、中指的螺纹面着力，轻附着在治疗部位或穴位上，做由此穴向彼穴的弧形运动；或在穴周做周而复始的环形运动，每分钟操作 60 ～ 120 次（图3-11）。

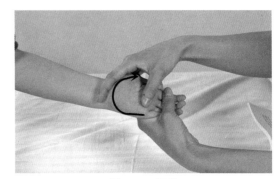

图 3-11　运法

动作要领

1. 操作时，术者着力部分要轻贴体表。

2. 用力宜轻不宜重，作用力仅达皮表，只在皮肤表面运动，不带动皮下组织。运法的操作较推法和摩法轻而缓慢，幅度较旋推法为大。运法的方向常与补泻有关，操作时应视病情需要而选用。

3. 操作频率宜缓不宜急。

注意事项　操作时一般可配合使用润滑剂作为介质，以保护患儿皮肤。

适用部位　多用于弧线形穴位或圆形面状穴位。

八、捣法

以中指指端，或食、中指屈曲的指间关节着力，做有节奏的叩击穴位的方法，称为捣法，实为"指击法"或"叩点法"。

操作　患儿取坐位，以一手握持住患儿食、中、无名、小指四指，使手掌向上，用另一手的中指指端，或食指、中指屈曲后的第一指间关节凸起部着力，其他手指屈曲相握，以腕关节做主动屈伸运动来发力，有节奏地叩击穴位 5 ～ 20 次。见图3-12（1）、图3-12（2）。

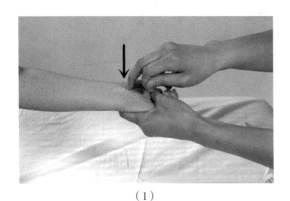

（1）

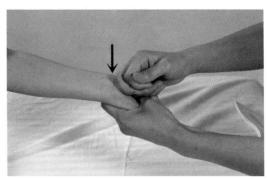

（2）

图 3-12　捣法

动作要领

1. 前臂为动力源，腕关节放松。

2. 捣击时取穴要准确，发力要稳，而且要有弹性。

注意事项

1. 捣击时不要用暴力。

2. 操作前要将指甲修剪圆钝、平整，以免损伤小儿肌肤。

适用部位　适用于手部小天心穴及承浆穴。

九、拿法

以单手或双手的拇指与食中两指相对夹捏住某一部位或穴位处的肌筋，逐渐用力内收，并做一紧一松的拿捏动作，称为拿法。有"捏而提起谓之拿"的说法。

操作　以单手或双手的拇指与食中两指的螺纹面的前 1/3 处相对着力，稍用力内收，夹持住某一部位或穴位处的肌筋，并进行一紧一松的、轻重交替的、持续不断的提捏动作。见图 3–13。

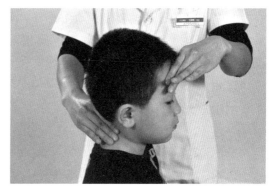

动作要领

1. 肩、肘、腕关节要放松，手掌空虚，着力部分要贴紧患儿被拿部位或穴位处的肌肤。

2. 操作时要蓄劲于掌，贯注于指，拇指与余指主动运动，以其相对之力进行捏提揉动。

3. 用力要由轻而重，缓慢增加，逐步深透，使动作柔和而灵活。

图 3–13　拿法

注意事项

1. 操作中不能用指端与爪甲内扣。

2. 操作时不可突然用力或使用暴力，更不能拿住不放。

3. 由于拿法的刺激较强，拿后用掌继以揉摩手法，以缓解拿后之不适。

适用部位　主要适用于颈项、肩部、腹部、四肢部。

十、擦法

以手在患儿体表做直线往返摩擦运动，称为擦法。分为掌擦法、大鱼际擦法（也称鱼际擦法）、小鱼际擦法（也称侧擦法）、指擦法等。

操作　以拇指或食、中、无名指的指面、手掌面、大鱼际、小鱼际部分着力，附贴在患儿体表一定的经络，或特定穴，或治疗部位的皮肤上，稍用力下压，肩、肘关节放松，以肩关节为支点，上臂前后摆动，肘关节做屈伸运动，带动前臂使着力部分在患儿体表做上下或左右方向的直线往返摩擦运动，使之产生一定的热量。

动作要领　直线往返运动，局部透热为度，可配合使用按摩油。

注意事项

1. 不可擦破皮肤。

2. 操作时不可屏气。

3. 擦后所擦部位不可再使用其他手法。

适用部位 掌擦法多用于肩背、胸肋部；大鱼际擦法多用于四肢、肩胛骨上部；指擦法多用于头面、四肢穴位等。

十一、搓法

以双手掌侧做对称性夹持或托抱住或平压住患儿肢体的一定部位，交替或同时相对用力做方向相反的来回快速搓揉，并在原部位或同时做上下往返移动，称为搓法。

操作 患儿取坐位，以双手的指掌面着力，附着在肢体的两侧，相对用力夹持住患儿肢体做方向相反的来回快速搓揉，并在原部位或做上下往返移动。见图 3-14。

动作要领

1. 术者肩、肘、腕关节要放松，双手着力部位要对称。

2. 操作时，用力要对称而均匀，柔和而适中。

3. 搓动要快，移动要慢，动作要灵活而连续。

注意事项 操作时，切忌用生硬粗暴蛮力，以免搓伤皮肤与筋脉。

适用部位 主要适用于四肢、躯干，在小儿主要用于胁肋部。

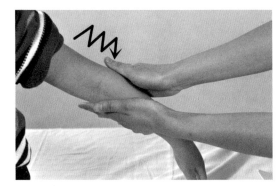

图 3-14 搓法

十二、捻法

以拇、食指螺纹面捏住一定部位，做相对用力往返捻动，称为捻法。

操作 患儿取坐位，以拇指与食指螺纹面或拇指螺纹面与食指中节的桡侧缘相对着力，夹捏住患儿需要治疗的部位，稍用力做对称性的往返快速捻动，并可做上下往返移动。见图 3-15。

动作要领

1. 着力要对称，捻动时要灵活、快速，状如捻线。

2. 用力要均匀、柔和，上下、左右移动要慢，要有连贯性。做到紧捻慢移。

注意事项

1. 捻动时，手法既不可呆滞，又不能浮动。

2. 着力部位的皮肤与患儿被捻部位的皮肤不发生摩擦运动，但皮下组织有往返捻动感。

适用部位 手指、足趾小关节部与浅表肌肉、皮肤筋结处。小儿运用本法较少。

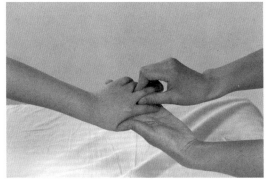

图 3-15 捻法

十三、刮法

以手指或器具的光滑边缘蘸液体润滑剂后直接在患儿一定部位的皮肤上做单方向的直线快速刮动，称为刮法。

操作 患儿取坐位或卧位，以拇指桡侧缘或食中两指螺纹面，或食指第二指节背侧尺侧缘着力，或手握汤匙、铜钱等器具，用其光滑的边缘着力，蘸清水、麻油、药水等液体润滑剂后，直接在患儿一定部位或穴位的皮肤上，适当用力做由上往下或由内向外的直线、单方向的快速刮动。见图 3-16、图 3-17。

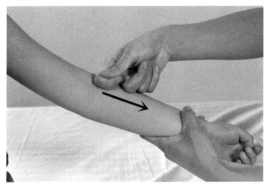
图 3-16 指刮法

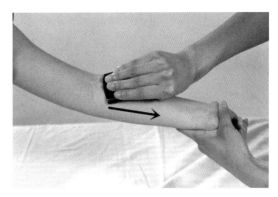
图 3-17 板刮法

动作要领

1. 着力部分要紧贴皮肤，压力要轻重适宜，宜使用介质。

2. 操作时，要以肘关节为支点，腕关节要放松灵活，动作要轻快，用力要均匀。

3. 以皮肤出现紫红色瘀斑为度。

4. 较小患儿皮肤柔嫩，可在被刮部位垫一轻薄的丝织品，做间接刮法。

注意事项

1. 不可刮破皮肤，如使用器具必须注意是否干净、光滑、圆钝。

2. 不可过度用力，要以患儿能忍受为度。

适用部位　主要适用于眉心、颈项、胸背、肘膝凹侧等部位。

十四、摇法

为患儿肢体关节做被动的环形旋转运动，称为摇法。

操作　一手托握住患儿需摇动关节的近端肢体，另一手握住患儿需摇动关节的远端肢体，做缓和的顺时针或逆时针方向的环形旋转运动。见图 3-18。

动作要领　术者两手要协调配合，动作宜缓不宜急，宜轻不宜重，用力要稳。

注意事项

1. 力量由轻到重，不宜使用暴力。

2. 摇动的速度不可过快。

3. 摇动的幅度要在生理范围内。

适用部位　适用于肩、肘、腕关节及膝关节等。

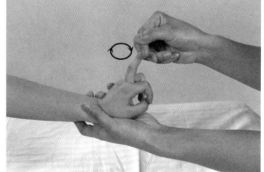
图 3-18 摇法

十五、拍法

以虚掌拍打患儿体表的一定部位，称为拍打法。

操作　患儿取坐位或卧位，术者右手五指并拢，掌指关节微屈，腕关节放松，前臂主动运动用虚掌反复地拍打患儿治疗部位的体表。

动作要领

1. 肩、肘放松，掌心空虚，手腕灵巧，以臂带腕，以腕带掌。

2. 用力平稳、轻巧而有弹性，虚掌蓄气拍打次数以患儿皮肤出现微红充血，舒适为度。

注意事项　不可抽打皮肤。

适用部位　适用于小儿肩背和下肢部。

十六、按揉法

将按法与揉法有机结合应用的手法，称为按揉法。

操作　以拇指或中指螺纹面、掌根部着力于患儿体表施术部位或穴位上，指或前臂主动施力进行节律性按揉。

动作要领　先垂直按压，后缓慢揉动，二者结合用力。

注意事项　注意节奏，不可过快或过慢。

适用部位　适用于全身各部位或穴位。

十七、揉捏法

将揉法与捏法的动作结合运用，称为揉捏法。

操作　术者拇指外展，其余四指并拢，将手掌平放紧贴在治疗部位上，拇指与其余四指紧贴在治疗部位的两旁或肢体的两侧，然后前臂与腕关节做主动摆动。带动拇指与掌根部做揉的动作，而其余四指做捏的动作，从而形成节律性的揉捏，边揉捏边缓慢做上下往返螺旋形移动。

动作要领　先抓捏住局部软组织，再缓慢揉动。

注意事项　操作时不可忽快忽慢，不宜间断或跳跃。

适用部位　适用于颈项、肩背、四肢部。

第二节　复式手法

复式手法是小儿推拿疗法中的特定操作方法，它是用一种或几种手法在一个或几个穴位上按一定程序进行特殊的推拿操作方法。复式手法在历代医家著作中记载不一，名称有异。《窍穴图说推拿指南》称之为"大手术"；《小儿推拿疗法新编》则称之为"复合手法"等。有些复式手法至今在临床中仍有较高的应用价值。因此，要求认真练习，熟练掌握。临床常用的小儿推拿复式手法有黄蜂入洞、揉耳摇头等。

一、黄蜂入洞

操作　患儿取仰卧或坐位。以一手轻扶患儿头部，使患儿头部相对固定，另一手食、中两指的指端着力，紧贴在患儿两鼻孔下缘处，以腕关节为主动，带动着力部位做反复、不间断揉动50～100次。见图3-19。

功效　发汗解表，宣肺通窍。

临床应用　用于治疗外感风寒、发热无汗、急慢性鼻炎、鼻塞流涕、呼吸不畅等病症。

按：本法操作用力要均匀、持续、轻柔和缓。

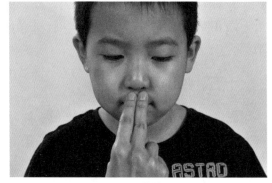

图3-19　黄蜂入洞

二、揉耳摇头

操作 患儿取仰卧或坐位。以双手拇、食两指螺纹面着力，分别相对捻揉患儿两耳垂后，再用双手捧患儿头部，将患儿头颈左右轻摇。揉耳垂 20 ~ 30 次，摇患儿头 10 ~ 20 次。见图 3-20。

功效 开关镇惊，调和气血。

临床应用 用于治疗惊风。

按： 本法又称捧耳摇头。操作时，术者两手用力要对称，捻、揉、摇三法结合运用，力量要均匀。

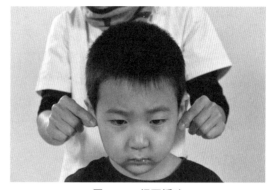

图 3-20 揉耳摇头

三、开璇玑

操作 患儿取仰卧位。术者先用两手拇指自患儿璇玑沿胸肋分推，并自上而下分推至季肋；再从胸骨下端之鸠尾穴处向下直推至脐部；再由脐部向左右推摩患儿腹部；再从脐部向下直推至小腹部；最后再做推上七节骨。上述各法各操作 50 ~ 100 次。

功效 宣通气机，消食化痰。

临床应用 用于治疗痰闭胸闷、咳喘气促、食积腹胀、腹痛、呕吐、泄泻、外感发热、神昏惊搐等病症。

按： 本法包括分推璇玑、腹中，直推中脘，摩脐、腹，直推小腹，推上七节骨等 5 种操作法的联合，有序运用。

四、按弦搓摩

操作 患儿取坐位，或家长将患儿抱坐怀中。患儿两手自然下垂，术者立于患儿身后，用两手掌面着力，轻贴在患儿两侧胁肋部，呈对称性地搓摩，并自上而下搓摩至肚角处，50 ~ 500 次。见图 3-21。

功效 理气化痰，健脾消食。

临床应用 用于治疗痰积、咳嗽气喘、胸胁不畅、腹痛、腹胀、饮食积滞、肝脾肿大等病症。

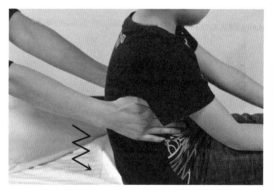

图 3-21 按弦搓摩

五、揉脐及龟尾并擦七节骨法

操作 患儿取仰卧位，术者坐其身旁，用一手中指或食、中、无名三指螺纹面着力揉脐；患儿俯卧位，术者再用中指或拇指螺纹面揉龟尾穴；最后再用拇指螺纹面自龟尾穴向上推至命门穴为补，或自命门穴向下推至龟尾穴为泻。操作 100 ~ 300 次。

功效 通调任督，调理肠腑，止泻导滞。

临床应用 用于治疗泄泻、痢疾、便秘等病症。

按： 本法的补泻主要取决于推擦七节骨的方向，推上七节骨为补，能温阳止泻；推下七节骨为泻，能泻热通便。

六、二龙戏珠

操作 患儿取坐位或仰卧位，或由家长抱坐怀中。术者坐其身旁，用一手拿捏患儿食指、无名指的指端，用另一手按捏患儿阴池、阳池两穴，并由此边按捏边缓缓向上移动至曲池穴，如此5次左右。寒证重按阳穴，热证重按阴穴。最后一手拿捏阴、阳两穴5～6次，另一手拿捏患儿食指、无名指的指端各摇动20～40次。

功效 调理阴阳，温和表里，通阳散寒，清热镇惊。

临床应用 用于治疗寒热不和、四肢抽搐、惊厥等病症。

七、苍龙摆尾

操作 患儿取仰卧位或坐位。术者坐其身前一侧，一手拿住患儿食、中、无名三指，另一手自患儿总筋穴至肘肘穴来回搓揉几遍后，拿住肘肘处，前手拿患儿三指摇动，如摆尾状，摇动20～30次。

功效 开胸顺气，退热通便。

临床应用 用于治疗胸闷发热、躁动不安、大便秘结等病症。

八、凤凰展翅

操作 患儿取坐位或仰卧位。术者坐其身前一侧，用双手握住患儿腕部，两手拇指分别按捏在患儿阴、阳穴上，然后向外摇摆腕关节；然后再用一手托拿患儿肘肘处及肘后部，另一手握住患儿手背部，上下摆动腕关节；最后一手托住肘肘，另一手握住手背，大指掐住虎口，来回屈曲，摇动腕关节。见图3-22。

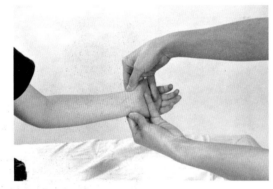
图3-22 凤凰展翅（1）

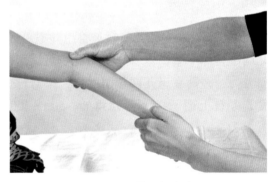
图3-22 凤凰展翅（2）

功效 祛寒解表，调气消食，行痰散结。

临床应用 用于治疗感冒身热、咳喘痰多、胃寒呃逆、呕吐腹泻等病症。

九、赤凤摇头

操作 患儿取坐位或仰卧位。术者坐其身前一侧，用一手捏患儿肘肘处，另一手依次拿患儿五指摇动，然后摇肘。见图3-23。

功效 通关顺气，补血宁心，定喘。

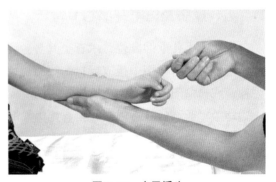
图3-23 赤凤摇头

临床应用　用于治疗上肢麻木、惊病、心悸、胸满膨胀、喘息短气等病症。

十、猿猴摘果

操作　患儿取坐位或仰卧位。术者坐其一侧，用两手拇、食二指指面挤捏患儿螺蛳骨上皮，一提一放，反复多次。见图3-24。

功效　健脾胃，化痰食。

临床应用　用于治疗食积、寒痰、疟疾、寒热往来等病症。

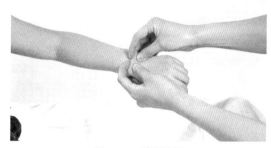

图3-24　猿猴摘果

十一、水底捞月

操作　患儿取坐位或仰卧位。术者坐其身前一侧，用一手握捏住患儿四指，将掌面向上，用冷水滴入患儿掌心，用另一手拇指螺纹面着力，紧贴患儿掌心并做旋推法，或由小指根推运起，经掌小横纹、坎宫至掌心，边推边用口对着掌心吹凉气，反复操作3～5分钟。见图3-25。

功效　本法大凉，有清心、退热、泻火之功。

临床应用　用于治疗一切热入营血之高热神昏、烦躁不安、便秘等实热证。

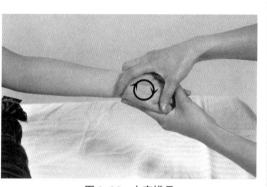

图3-25　水底捞月

十二、打马过天河

操作　患儿取坐位或仰卧位。术者坐其前旁，用一手捏住患儿四指，将掌心向上，用另一手的中指面运内劳宫后，再用食、中、无名指三指沾凉水，由总筋起沿天河水打至洪池穴，或用食、中两指沿天河水弹击至肘弯处，边弹打边吹凉气，弹击20～30遍。见图3-26。

功效　清热通络，行气活血。

临床应用　用于治疗高热烦躁、神昏谵语、上肢麻木、抽搐等实热证。

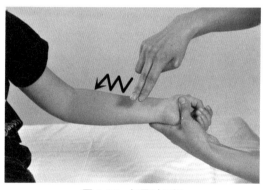

图3-26　打马过天河

十三、飞经走气

操作　患儿取坐位或仰卧位。术者坐其身前一侧，用一手拿住患儿四指，使掌面与前臂掌侧向上，用另一手的食、中、无名、小四指螺纹面着力，从曲池穴起向下弹击至总筋穴处，如此反复数遍，然后拿住患儿阴池、阳池二穴，前手将患儿四指屈伸摆动数次。

功效　行气，通窍，化痰。

临床应用　用于治疗肺热、气逆、咳喘、痰鸣等病症。

十四、天门入虎口

操作　患儿取坐位或仰卧位。术者坐其身前一侧，用一手捏住患儿四指，使食指桡侧向上，另一手拇指螺纹面的桡侧着力，蘸葱姜水自食指尖的桡侧命关处直推向虎口处，然后再用大指端掐揉虎口穴数十次。见图3-27。

功效　健脾消食，理气生血。

临床应用　用于治疗脾胃虚弱、气血不和之腹胀、腹泻、食积等病症。

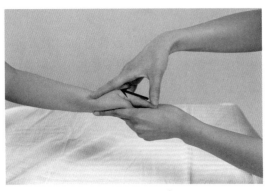

图3-27　天门入虎口

十五、运土入水

操作　患儿取坐位或仰卧位。术者坐其身前一侧，用一手握住患儿食、中、无名、小四指，使掌面向上，另一手大指外侧缘着力，自患儿脾土穴推起，沿手掌边缘，经小天心、掌小横纹，推运至小指端肾水穴止。单方向反复推运100～300次。见图3-28。

功效　滋补肾水，清脾胃湿热，利尿止泻。

临床应用　用于治疗小便赤涩、频数，小腹胀满，泄泻，痢疾等病症。

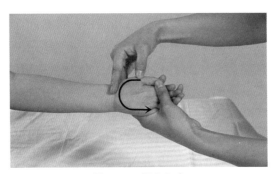

图3-28　运土入水

十六、运水入土

操作　患儿取坐位或仰卧位。术者坐其身前一侧，用一手握住患儿食、中、无名、小四指，使掌面向上，另一手大指外侧缘着力，自患儿肾水穴推起，沿手掌边缘，经掌小横纹、小天心，推运至拇指端脾土穴止。单方向反复推运100～300次。见图3-29。

功效　健脾运胃，润燥通便。

临床应用　用于治疗脾胃虚弱的消化不良、食欲不振、便秘、腹胀、泻痢、疳积等病症。

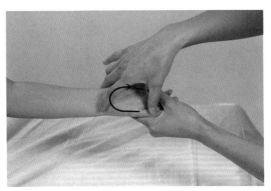

图3-29　运水入土

十七、总收法

操作　患儿取坐位。术者坐其身前一侧，用一手食指或中指螺纹面着力，先掐后按揉患儿肩井穴；用另一手拇、食、中三指拿捏住患儿食指和无名指，屈伸患儿上肢并摇动其上肢20～30次。见图3-30。

功效　通行一身之气血，提神。

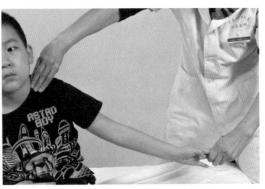

图3-30　总收法

临床应用 用于治疗久病体虚，内伤外感诸症。推拿操作结束之前用本法收尾。

按： 此为结束手法，故称总收法。

小结

1. 学习内容

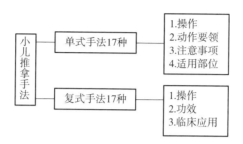

2. 学习方法 以理论学习与实训操作相结合，通过实训熟练掌握各类规范化手法操作，理论与实训学时比例为 1 ：1。

【思考题】

1. 试比较小儿推拿手法与成人推拿手法在频率、力度方面的异同点。
2. 小儿推拿手法的补泻特点是什么？
3. 推法的分类及适用部位是什么？
4. 掐法、揉法及按法的适用部位分别是什么？请举例说明。
5. 什么是复式手法？请举例说明 3 ～ 4 个复式手法的操作及临床应用。

第四章
小儿推拿常用穴位

扫一扫，查阅本章数字资源，含PPT、音视频、图片等

【导学】本章主要介绍小儿推拿常用穴位。按头面颈项部、上肢部、胸腹部、背腰骶部和下肢部五个部位分别学习。

学习重点　重点掌握上肢部特定穴的相关内容。

学习要求　了解特定穴的命名特点，掌握各部位常用特定穴的位置、作用及操作方法，达到能够根据穴位的治疗作用，正确运用所学的推拿手法，将穴位与手法有机结合，提高临床操作的能力。

小儿推拿穴位除包含有十四经穴、经外奇穴、阿是穴之外，还有相当部分穴位属于小儿推拿特定穴。小儿推拿特定穴不同于经络理论中的特定穴位，具有以下特点：

1. 形态上不仅具有点状，还有线状和面状之分。

2. 大多数分布在头面、四肢部位，尤其是双手分布最多。

3. 前人虽然对小儿推拿特定穴位中部分穴位归属提出了独特的见解，但尚未形成理论系统。

4. 部分特定穴虽属于十四经穴，但因小儿生理、病理特点的影响，其作用与成人穴位有所不同。

5. 其作用原理以经络学说理论为指导。

6. 小儿推拿特定穴呈面状分布为多，操作特点是直接作用于皮肤，因此与十二皮部的关系密切。

小儿推拿特定穴的命名依据：根据脏腑命名，如心经、大肠、膀胱等；根据人体部位，如五指节、腹、脊等；根据作用功能，如端正、精宁等；根据五行学说，如脾土、肝木等；根据山谷河流，如山根、洪池等；根据建筑物体，如天庭、三关等；根据动物名称，如老龙、龟尾等；根据哲学名词，如阴阳、八卦等。

小儿推拿特定穴位的取穴方法同经络学说中取穴方法一样，即按体表标志、折量分寸、指量法取穴。小儿全身穴位见图4-1、图4-2、图4-3、图4-4。《幼科推拿秘书》中说："屈小儿中指节，度之为寸，折半为五分，非分寸之谓也。"小儿推拿穴位有其特殊的定位及独特的作用，决定了在推拿操作时有特殊的操作手法。大多数穴位有其固定的操作过程，以手法名称加穴位名称构成小儿推拿特定的"操作名"，如"旋推脾经""按揉足三里"等。此外，小儿推拿的补泻与手法的次数（时间）、疗程、强度（轻重）、频率（速度）及方向等因素密切相关。

本章按人体不同部位介绍小儿推拿的常用经穴、奇穴、特定穴等。

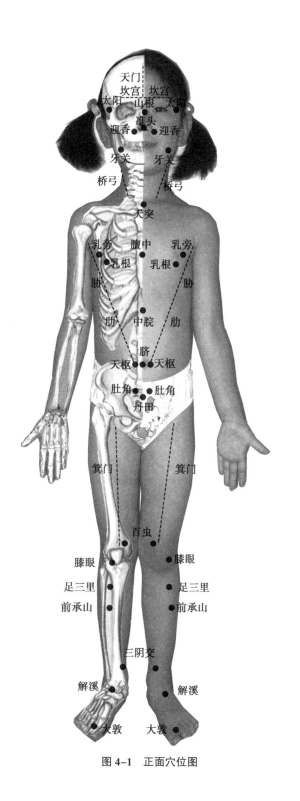
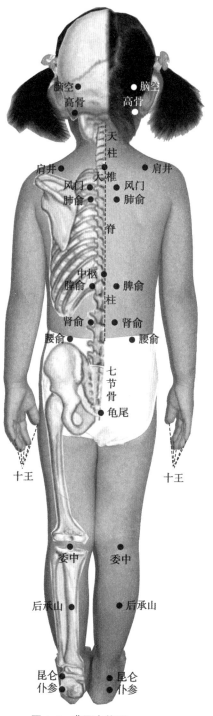

图 4-1　正面穴位图　　　　　　图 4-2　背面穴位图

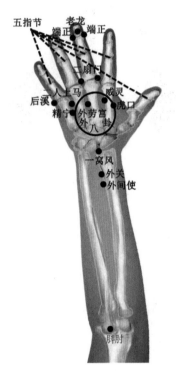

图 4-3　上肢背面穴位图

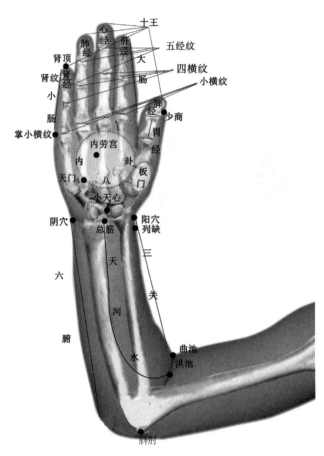

图 4-4　上肢掌面穴位图

第一节　头面颈项部穴位

本节以经穴为主，介绍百会、前顶门等 16 个穴位。

一、百会

定位　两耳尖连线与头顶正中线的交点处；或前发际正中直上 5 寸。
操作　术者用拇指端按或揉，按 30 ～ 50 次，揉 100 ～ 200 次，称按百会或揉百会。
功效　安神镇惊，升阳举陷。
临床应用　常用于治疗惊风、惊痫、烦躁等症，多与清肝经、清心经、掐揉小天心等合用，用于治疗遗尿、脱肛等症，常与补脾经、补肾经、推三关、揉丹田等合用。

二、前顶门

定位　头正中线，入前发际 3.5 寸；或于百会前 1.5 寸取穴。
操作　术者用拇指甲掐 3 ～ 5 次，揉 20 ～ 30 次，称掐揉前顶门。
功效　镇惊，安神，通窍。
临床应用　常用于治疗头痛、惊风、鼻塞等。

三、高骨（耳后高骨）

定位　耳后入发际，乳突后缘高骨下凹陷中。

操作　术者用拇指或中指端揉 30 ～ 50 次，称揉高骨；或用两拇指运推，运 30 ～ 50 次，称运高骨。

功效　疏风解表，安神除烦。

临床应用　常用于治疗感冒、头痛，多与推攒竹、推坎宫、揉太阳等合用。亦能治神昏烦躁等症。

四、天门（攒竹）

定位　两眉中间至前发际呈一直线。

操作　术者两拇指自下而上交替直推 30 ～ 50 次，称推攒竹，亦称开天门。若自眉心推至囟门处，推 30 ～ 50 次，则称为"大开天门"。

功效　疏风解表，开窍醒脑，通鼻窍。

临床应用　常用于治疗外感发热、头痛等症，多与推坎宫、推太阳等合用；若惊惕不安、烦躁不宁，多与清肝经、按揉百会等同用。

按：对体质虚弱出汗较多，佝偻病患儿慎用。

五、坎宫

定位　自眉心起至眉梢成一横线。

操作　术者用两拇指自眉心向两侧眉梢做分推 30 ～ 50 次，称推坎宫，亦称"分推阴阳"。

功效　疏风解表，醒脑明目，止头痛。

临床应用　常用于治疗外感发热、头痛，多与推攒竹、揉太阳等合用；若用于治疗目赤痛，多和清肝经、掐揉小天心、清天河水等同用。

六、天庭（神庭）

定位　头正中线，入前发际 0.5 寸。

操作　术者用掐法或捣法自天庭掐（捣）至承浆；或揉约 30 次，称掐捣天庭或揉天庭。

功效　祛风通络，镇惊安神。

临床应用　常用于治疗口眼㖞斜，常与揉瞳子髎合用；治疗头痛、癫痫与掐眉心、山根、水沟、承浆等法合用。

七、天心

定位　前额中部，天庭与眉心连线中点处。

操作　术者用拇指甲掐天心 30 次；或用螺纹面揉天心 30 次，称掐天心或揉天心。

功效　醒脑安神。

临床应用　常用于治疗惊风，常与掐水沟、承浆等合用；治疗头痛、鼻塞伤风常用掐揉天心，与掐眉心、山根等同用。

八、眉心（印堂）

定位 两眉内侧端连线中点处。

操作 术者用拇指甲在眉心处掐 3～5 次，称掐眉心；或用拇指端揉 20～30 次，称揉眉心。

功效 祛风通窍，明目醒神。

临床应用 治疗惊风，常与掐十王、水沟、承浆等法合用；治疗感冒、头痛，常与推攒竹、推坎宫、揉太阳等相配合。

九、山根

定位 两目内眦中间，鼻梁上低凹处。

操作 术者用拇指甲掐 3～5 次，称掐山根。

功效 开关窍，醒目定神。

临床应用 治疗惊风、昏迷、抽搐等症多与掐水沟、掐老龙等合用。

十、准头（鼻准）

定位 鼻尖端。

操作 术者用拇指甲掐 3～5 次，称掐准头。

功效 祛风镇惊。

临床应用 治疗惊风与掐天庭、承浆同用；治鼻出血与掐上星、迎香合用；治昏厥与按揉内关、足三里合用。

十一、太阳

定位 眉后凹陷处。

操作 术者两拇指桡侧自前向后直推 30～50 次，称推太阳；或用中指端揉该穴，30～50 次，称揉太阳或运太阳。向眼方向运为补，向耳方向运为泻。

功效 疏风解表，清热，明目，止头痛。

临床应用 推太阳主要用于治疗外感发热。若外感表实头痛，用泻法；若外感表虚、内伤头痛，用补法。

十二、迎香

定位 鼻翼旁开 0.5 寸，鼻唇沟中。

操作 术者用食、中二指按揉 20～30 次，称揉迎香。

功效 宣肺气，通鼻窍。

临床应用 治疗感冒或慢性鼻炎等引起的鼻塞流涕、呼吸不畅，多与清肺经、拿风池等合用。

十三、水沟（人中）

定位 水沟沟正中线上 1/3 与下 2/3 交界处。

操作 术者用拇指甲或食指甲掐之，掐 5～10 次或醒后即止，称掐水沟。

功效 醒神开窍。

临床应用 常用于急救，对于人事不省、窒息、惊厥或抽搐，多与掐十宣、掐老龙等合用。

十四、牙关（颊车）

定位 下颌角前上方一横指，用力咀嚼时，咬肌隆起处。

操作 术者用拇指按或中指揉，按 5 ～ 10 次，揉 30 ～ 50 次，称按牙关或揉牙关。

功效 开窍醒神，疏风止痛。

临床应用 按牙关主要用于治疗牙关紧闭，揉牙关多用于治疗口眼㖞斜。

十五、天柱

定位 项后发际正中至大椎穴呈一直线。

操作 术者用拇指或食、中指指面自上向下直推 100 ～ 300 次，称推天柱；或用汤匙边蘸水自上向下刮，刮至皮下轻度瘀血即可，称刮天柱。

功效 降逆止呕，祛风散寒。

临床应用 治疗呕恶多与横纹推向板门、揉中脘等合用；治疗外感发热、颈项强痛等症多与拿风池、掐揉二扇门等同用；治疗暑热发痧等症多用刮法，以汤匙边蘸姜汁或凉水自上向下刮至局部皮下有轻度瘀血。

十六、桥弓

定位 在颈部两侧，耳后乳突沿胸锁乳突肌至缺盆呈一直线。

操作 术者在两侧胸锁乳突肌处揉、拿、轻推，揉 30 次，轻推 50 次，拿 3 ～ 5 次。

功效 活血化瘀消肿。

临床应用 用于治疗小儿肌性斜颈，常与摇颈法同用。

第二节　上肢部穴位

本节以特定穴为主，介绍脾经、胃经等 44 个穴位。

一、脾经

定位 拇指末节螺纹面或拇指桡侧缘，由指尖至指根呈一直线。

操作 本法有补脾经与清脾经、清补脾经之分。

补脾经：术者一手持小儿拇指以固定，另一手以拇指螺纹面旋推小儿拇指螺纹面；或将小儿拇指屈曲，以拇指端循小儿拇指桡侧缘由指尖向指根方向直推 100 ～ 500 次。清脾经：术者以一手持小儿拇指以固定，另一手以拇指从指尖向指根方向直推小儿拇指螺纹面；或一手持小儿拇指伸直以固定，另一手以拇指指端自小儿拇指桡侧缘由指根向指尖方向直推 100 ～ 500 次。往返推为平补平泻，称清补脾经。补脾经和清脾经、清补脾经统称为推脾经。

功效 补脾经：健脾胃，补气血。清脾经：清热利湿，化痰止呕。清补脾经：和胃消食，增进食欲。

临床应用 补脾经常用于治疗脾胃虚弱、气血不足所致的食欲不振、肌肉消瘦、消化不良等，常与补胃经、揉中脘、摩腹、按揉足三里等合用。清脾经常用于治疗湿热熏蒸、皮肤发黄、恶心呕吐、腹泻痢疾、食积等实证，多与清胃经、揉板门、清大肠、揉中脘、揉天枢等合用。清补脾经常用于治疗饮食停滞、脾胃不和而引起的胃脘痞闷、吞酸纳呆、腹泻、呕吐等症，多与运内八卦、揉板门、分腹阴阳等相配合。

按：小儿脾胃薄弱，不宜攻伐太甚，一般多用补法，体壮邪实者方能用清法。

二、胃经

定位 拇指掌面近掌端第一节或大鱼际桡侧缘赤白肉际由掌根至拇指根呈一直线。

操作 有补胃经与清胃经之分。补胃经：术者一手持小儿拇指以固定，另一手以拇指螺纹面旋推小儿拇指掌面近掌端第一节；或以拇指端自小儿大鱼际桡侧缘从指根向掌根方向直推100～500次。清胃经：术者一手持小儿拇指以固定，另一手以拇指螺纹面沿小儿近掌端第一节从指间关节向指根方向直推；或另一手以拇指端自小儿大鱼际桡侧缘从掌根向拇指根方向直推100～500次。补胃经和清胃经统称推胃经。

功效 补胃经：健脾胃，助运化。清胃经：清热化湿，和胃降逆，除烦止渴。

临床应用 补胃经常用于治疗脾胃虚弱、消化不良、腹胀纳呆等症，常与补脾经、揉中脘、摩腹、按揉足三里等合用。清胃经常用于治疗呕恶、脘腹胀满、发热烦渴、便秘纳呆、衄血等实证，多与清脾经、清大肠、推天柱骨、退六腑、揉天枢、推下七节骨等同用。

三、少商

定位 拇指桡侧指甲角旁约0.1寸。属手太阴肺经。

操作 术者一手持小儿拇指以固定，另一手以拇指甲掐穴位处，掐3～5次，称掐少商。

功效 清热利咽，开窍。

临床应用 治疗发热、咽喉肿痛、心烦、口渴、疟疾、痢疾、感冒、昏迷等症。

四、肝经

定位 食指末节螺纹面或食指掌面，由指尖至指根呈一直线。

操作 有补肝经和清肝经之分。补肝经：术者一手持小儿食指以固定，另一手以拇指螺纹面旋推小儿食指螺纹面；或沿整个食指掌面自指尖推向指根100～500次。清肝经：术者一手持小儿食指以固定，另一手以拇指端自食指尖向指根方向直推食指螺纹面；或沿整个食指掌面自指根推向指尖100～500次。补肝经和清肝经统称为推肝经。

功效 平肝泻火，息风镇惊，解郁除烦。

临床应用 清肝经常用于治疗惊风、抽搐、烦躁不安、五心烦热等实证，多与掐水沟、掐老龙、掐十宣、揉小天心等合用。

按：肝经宜清不易补，若肝虚应补时则需补后加清，或以补肾经代之，称为滋肾养肝法。

五、心经

定位 中指末节螺纹面或中指掌面，由指尖至指根呈一直线。

操作 有补心经与清心经之分。补心经：术者一手持小儿中指以固定，另一手以拇指螺纹面旋推小儿中指螺纹面；或沿整个中指掌面自指尖推向指根100～500次。清心经：术者一手持小儿中指以固定，另一手以拇指指端自中指尖向指根方向直推中指螺纹面；或沿整个中指掌面自指根推向指尖100～500次。补心经和清心经统称为推心经。

功效 清热退心火。

临床应用 常用于治疗心火亢盛所致高热神昏、面赤口疮、小便短赤等，多与清天河水、清小肠等同用。

按：本穴宜用清法，不宜用补法，恐动心火之故。若气血不足而见心烦不安、睡卧露睛等症，需用补法时，可补后加清，或以补脾经代之。

六、肺经

定位　无名指末节螺纹面或无名指掌面，由指尖至指根呈一直线。

操作　有补肺经和清肺经之分。补肺经：术者一手持小儿无名指以固定，另一手以拇指螺纹面旋推小儿无名指末节螺纹面；或沿整个无名指掌面自指尖推向指根 100 ～ 500 次。清肺经：术者一手持小儿无名指以固定，另一手以拇指指端自无名指尖向指根方向直推无名指螺纹面；或沿整个无名指掌面自指根推向指尖 100 ～ 500 次。补肺经和清肺经统称为推肺经。

功效　补肺经：补肺气。清肺经：宣肺清热，疏风解表，止咳化痰。

临床应用　补肺经常用于治疗虚性咳喘、遗尿、自汗、盗汗等，常与补脾经、揉二马、推三关等合用。清肺经常用于治疗脏热喘咳、感冒发热、便秘等实证，多与清天河水、退六腑、推揉膻中、运内八卦等同用。

七、肾经

定位　小指末节螺纹面或小指掌面稍偏尺侧，由指尖至指根呈一直线。

操作　有补肾经和清肾经之分。补肾经：术者一手持小儿小指以固定，另一手以拇指螺纹面旋推小儿小指末节螺纹面；或沿整个小指掌面自指根直推向指尖 100 ～ 500 次。清肾经：术者一手持小儿小指以固定，另一手以拇指指端自小指指尖向指根方向直推小指螺纹面；或沿整个小指掌面自指尖直推向指根 100 ～ 500 次。补肾经和清肾经统称为推肾经。

功效　补肾经：补肾益脑，温养下元。清肾经：清利下焦湿热。

临床应用　补肾经常用于治疗先天不足，久病体虚，肾虚久泻，多尿，遗尿，虚汗，喘息等症，多与补脾经、补肺经、揉肾俞、擦命门、捏脊等合用。清肾经常用于治疗膀胱蕴热，小便赤涩，腹泻等症，多与掐揉小天心、清小肠、推箕门等相配合。

按：肾经穴临床上多用补法，需用清法时，多以清小肠代之。

八、五经

定位　拇指、食指、中指、无名指、小指末节螺纹面，即脾、肝、心、肺、肾经。

操作　术者一手夹持小儿五指以固定，另一手以拇指或中指端由小儿拇指尖至小指尖做运法，或用拇指甲逐一掐揉，运 50 ～ 100 次，掐揉各 3 ～ 5 次，称运五经和掐揉五经；术者一手持小儿手掌，另一手拇指置小儿掌背，余四指在小儿掌面，同时向指端方向直推，推 50 ～ 100 次，称推五经。

功效　健脾，疏肝，宁心，润肺，温肾。

临床应用　治疗相应脏腑病症。

按：推五经治疗 6 个月之内的婴儿发热。

九、四横纹

定位　掌面食指、中指、无名指、小指近侧指间关节横纹处。

操作　有掐四横纹与推四横纹之分。术者一手持小儿四指固定，另一手拇指甲自食指横纹至小指横纹依次掐 3～5 次，称掐四横纹；或一手将患儿四指并拢用另一手拇指螺纹面从小儿食指横纹处推向小指横纹处，推 100～300 次，称推四横纹。

功效　掐四横纹：退热除烦，散瘀结。推四横纹：调中行气，和气血，清胀满。

临床应用　治疗胸闷痰喘，多与运八卦、推肺经、推膻中等合用；治疗疳积、腹胀、气血不和、消化不良等症，常与补脾经、揉中脘等合用。

按：亦可毫针或三棱针点刺出血治疗疳积，为治疳要穴。

十、小横纹

定位　掌面食指、中指、无名指、小指掌指关节横纹处。

操作　有掐小横纹和推小横纹之分。术者一手持小儿四指固定，另一手拇指甲自食指横纹至小指横纹依次掐 3～5 次，称掐小横纹；或一手将患儿四指并拢用另一手拇指桡侧从食指横纹处推向小指横纹处，推 100～150 次，称推小横纹。

功效　掐小横纹：退热，消胀散结。推小横纹：治疗肺部干性啰音。

临床应用　用于治疗脾胃热结、口唇破烂及腹胀等症。因脾虚腹胀者，兼补脾经；因食损者，兼揉脐、清补脾经、运八卦；口唇破裂、口舌生疮者，常与清脾经、清胃经、清天河水合用。

十一、大肠

定位　食指桡侧缘，自食指尖至虎口呈一直线。

操作　有补大肠与清大肠之分。补大肠：术者一手持小儿食指以固定，另一手以拇指螺纹面由小儿食指尖直推向虎口 100～500 次，称补大肠。清大肠：术者一手持小儿食指以固定，另一手以拇指螺纹面由小儿虎口推向食指尖 100～500 次，称清大肠。补大肠和清大肠统称为推大肠。

功效　补大肠：涩肠固脱，温中止泻。清大肠：清利肠腑，除湿热，导积滞。

临床应用　补大肠常用于虚寒腹泻、脱肛等病症，常与补脾经、推三关、补肾经、揉脐、分腹阴阳、推上七节骨合用。清大肠常用于湿热，积食滞留肠道，身热腹痛，痢下赤白，大便秘结等症，常与清天河水、退六腑、分腹阴阳、清脾经、清肺经、推下七节骨、揉龟尾等同用。

按：大肠亦称指三关，可用于小儿望诊。

十二、小肠

定位　小指尺侧边缘，自指尖至指根呈一直线。

操作　有补小肠和清小肠之分。补小肠：术者一手持小儿小指以固定，另一手以拇指螺纹面由小儿指尖推向指根 100～500 次。清小肠：术者一手持小儿小指以固定，另一手以拇指螺纹面由小儿指根推向指尖 100～500 次。补小肠和清小肠统称为推小肠。

功效　补小肠：温补下焦。清小肠：清利下焦湿热，泌别清浊。

临床应用　补小肠常用于下焦虚寒，多尿，遗尿，常与补脾经、补肺经、补肾经、揉丹田、揉肾俞、擦腰骶部合用。清小肠多用于小便短赤不利、尿闭、水泻等症，若心经有热，移热于小肠，配合清天河水，可加强清热利尿的作用。

十三、肾顶

定位　小指顶端。

操作　术者一手持小儿小指以固定，另一手中指或拇指端按揉小儿小指顶端100～500次，称揉肾顶。

功效　收敛元气，固表止汗。

临床应用　常用于自汗、盗汗或大汗淋漓不止等症。阴虚盗汗，多与揉肾经、揉二人上马、补肺经等同用；阳虚自汗配补脾经。

十四、肾纹

定位　手掌面，小指远侧指间关节横纹处。

操作　术者一手持小儿小指以固定，另一手中指或拇指端按揉小儿小指远侧指间关节横纹处，揉100～500次，称揉肾纹。

功效　祛风明目，散瘀结。

临床应用　治疗目赤肿痛，常与清心经、清肝经合用；治疗口舌生疮、弄舌，常与清胃经、清心经、清天河水同用；治疗高热、呼吸气凉、手足逆冷等症，常与清肝经、清心经、清肺经、揉小天心、退六腑、清天河水、推脊同用。

十五、掌小横纹

定位　掌面小指根下，尺侧掌纹头。

操作　术者一手持小儿手掌，另一手中指或拇指端按揉小儿小指根下尺侧掌纹头，揉100～500次，称揉掌小横纹。

功效　清热散结，宽胸宣肺，化痰止咳。

临床应用　揉掌小横纹常用于喘咳、口舌生疮等，治喘咳常与清肺经、推六腑、升璇玑同用；治疗口舌生疮常与清心经、清胃经、清天河水同用。

按：此穴是治百日咳、肺炎的要穴，可治疗肺部湿性啰音。

十六、板门

定位　手掌大鱼际平面。

操作　有揉板门、板门推向横纹和横纹推向板门之分。术者以一手持小儿手部以固定，另一手拇指端揉小儿大鱼际平面，揉50～100次，称揉板门或运板门；用推法自指根推向腕横纹100～300次，称板门推向横纹；反向推100～300次，称横纹推向板门。

功效　揉板门：健脾和胃，消食化滞。板门推向横纹：健脾止泻。横纹推向板门：和胃降逆。

临床应用　揉板门常用于治疗乳食停积，食欲不振或嗳气、腹胀、腹泻、呕吐等症，常与推小横纹合用。板门推向横纹止泻，常与推脾经、推大肠、推上七节骨合用。横纹推板门止呕吐，常与清胃经同用。

十七、内劳宫

定位　掌心中，屈指时中指端与无名指端之间中点。

操作　有揉内劳宫与运内劳宫之分。术者一手持小儿手部以固定，另一手以拇指端或中指端揉100～300次，称揉内劳宫；用拇指指腹自小指根运推，经掌小横纹，小天心至内劳宫止，运10～30次，称运内劳宫（水底捞月）。

功效　揉内劳宫：清热除烦。运内劳宫：清心肾两经虚热。

临床应用　揉内劳宫常用于治疗心经有热所致口舌生疮、发热、烦渴等症，常与清小肠、清心经、清天河水、揉小天心等同用。

十八、内八卦

定位　手掌面，以掌心为圆心，从圆心至中指根横纹的2/3处为半径，所作圆周，八卦穴即在此圆周上（对小天心者为坎，对中指者为离，在拇指侧离至坎半圆的中心为震，在小指侧半圆的中心为兑）。共八个方位，即乾、坎、艮、震、巽、离、坤、兑。

操作　运八卦有顺运、逆运和分运之分。术者一手持小儿四指以固定，掌心向上，拇指按定离卦，另一手食、中二指夹持小儿拇指，拇指自离卦运至兑卦，运100～500次，称顺运内八卦；若从兑卦运至离卦，运100～500次，称逆运内八卦（运至离宫时，应从拇指上运过，否则恐动心火）；根据症状，可按方位分运，运100～200次，称分运八卦。

功效　顺运内八卦：宽胸理气，止咳化痰。逆运内八卦：降气平喘，行滞消食。

临床应用　顺运内八卦主要用于痰结喘嗽、胸闷气短等症，多与推脾经、推肺经、揉板门、揉中脘等合用。逆运内八卦主要用于乳食内伤、痰喘咳嗽、腹胀、呕吐及纳呆等症，多与补脾经、补肺经、推三关、推天柱骨、推膻中等同用。

十九、小天心

定位　大小鱼际交接处之凹陷中。

操作　有揉、掐、捣小天心之分。术者一手持小儿四指以固定，掌心向上，另一手中指端揉100～150次，称揉小天心；以拇指甲掐3～5次，称掐小天心；用中指尖或屈曲的指间关节捣10～30次，称捣小天心。

功效　揉小天心：清热，镇惊，利尿，明目。掐、捣小天心：镇惊安神。

临床应用　揉小天心主要用于心经有热而致的目赤肿痛、口舌生疮、惊惕不安，或心经有热移于小肠而见小便短赤等症，常与清心经、清天河水、清肝经、按揉精宁等同用。揉小天心还可用于新生儿硬皮病、黄疸、遗尿、水肿、痘疹欲出不透等。掐捣小天心常用于惊风抽搐、夜啼、惊惕不安等症。若惊风眼翻，斜视，与掐老龙、掐水沟、清肝经等合用，眼上翻者则向下掐、捣；右斜视则向左掐、捣；左斜视则向右掐、捣。

二十、大横纹

定位　仰掌，掌后横纹。近拇指端称阳池，近小指端称阴池。

操作　有分阴阳与合阴阳之分。术者两手相对挟持小儿手部，两拇指置小儿掌后横纹中央。由总筋向两旁分推，推30～50次，称分推大横纹，亦称分阴阳；自两侧向总筋合推，推30～50次，称合阴阳。

功效　分阴阳：平衡阴阳，调和气血，行滞消食。合阴阳：行痰散结。

临床应用　分阴阳多用于阴阳不调、气血不和所致的寒热往来，烦躁不安以及乳食停滞，腹胀、腹泻、呕吐等症，多与开天门、分推坎宫、揉太阳、掐总筋合用。如实热证重分阴池，虚寒证重分阳池。合阴阳多用于痰结喘嗽、胸闷等症，与揉肾纹、清天河水同用。

二十一、总筋

定位　掌后腕横纹中点。

操作　有揉总筋和掐总筋之分。术者一手持小儿四指以固定，另一手拇指端按揉掌后腕横纹中点 100 ～ 300 次，称揉总筋；用拇指甲掐 3 ～ 5 次，称掐总筋。

功效　揉总筋：清心经热，散结止痉，通调周身气机。掐总筋：镇惊止痉。

临床应用　揉总筋治疗口舌生疮、潮热、夜啼等实热证，常与清天河水、清心经合用。掐总筋治疗惊风抽搐，常与掐水沟、拿合谷、掐老龙等同用。

二十二、列缺

定位　在桡骨茎突上方，腕横纹上 1.5 寸。属手太阴肺经。

操作　术者一手持小儿手部，掌背向上，另一手用拇指甲掐穴处；或拇、食指拿穴处，掐 3 ～ 5 次，拿 5 ～ 10 次，称掐列缺、拿列缺。

功效　宣肺散邪，醒脑开窍。

临床应用　治疗感冒、无汗，常与开天门、推坎宫、揉太阳等合用；治疗惊风、昏厥，常与掐水沟、掐老龙、掐十王等同用。

二十三、三关

定位　前臂桡侧缘，自阳池至曲池呈一直线。

操作　术者一手握持小儿手部，另一手以拇指桡侧缘或食、中指面自腕横纹推向肘横纹，推 100 ～ 500 次，称推三关；屈小儿拇指，自拇指外侧端推向肘横纹称为大推三关。

功效　温阳散寒，补气行气，发汗解表。

临床应用　主治一切虚寒病症。常用于治疗气血虚弱、命门火衰、下元虚冷、阳气不足引起的四肢厥冷、面色无华、食欲不振、疳积、吐泻等症，多与补脾经、补肾经、揉丹田、捏脊、摩腹等合用；治疗感冒风寒、怕冷无汗或疹出不透等症，多与清肺经、推攒竹、掐揉二扇门等合用。

二十四、天河水

定位　前臂正中，自总筋至洪池呈一直线。

操作　术者一手持小儿手部，另一手食、中指面自腕横纹推向肘横纹 100 ～ 500 次，称清（推）天河水。

功效　清热解表，泻火除烦。

临床应用　本法性微凉，清热力平和，善清卫、气分热，清热而不伤阴。治一切热证，多用于治疗五心烦热、口燥咽干、唇舌生疮、夜啼等症，常与清心经、退六腑同用。若用于外感风热所致的感冒发热、头痛、恶风、汗微出、咽痛等症，则多与推攒竹、推坎宫、揉太阳等同用。

二十五、六腑

定位　前臂尺侧，自阴池至肘肘呈一直线。

操作　术者一手持小儿腕部以固定，另一手拇指或食、中指面自肘横纹推向腕横纹，推

100 ～ 500 次，称退六腑或推六腑。

功效　清热凉血解毒。

临床应用　退六腑性寒凉，适用于一切实热证。治疗温病邪入营血，脏腑郁热积滞，壮热烦渴，腮腺炎及肿毒等实热证。与补脾经合用止汗，脾虚腹泻者慎用。常与推三关同用，能平衡阴阳，防止大凉大热，清热而不伤正气。若寒热夹杂，以热为主，则可以退六腑三数，推三关一数之比推之；若以寒为重，则可以推三关三数，退六腑一数之比推之。

二十六、洪池（曲泽）

定位　仰掌，肘部微屈，当肱二头肌腱内侧。属手厥阴心包经。

操作　术者一手拇指按穴位上，另一手拿小儿四指摇之，摇 5 ～ 10 次，称按摇洪池。

功效　调和气血，通调经络。

临床应用　主要用于治疗关节疼痛、气血不和，多与按、揉、拿局部和邻近穴位配合应用。因穴属心包经，按之能泄血热，可与清河水同用以清心热。

二十七、曲池

定位　屈肘成直角，肘横纹外侧纹头与肱骨外上髁连线的中点。属手阳明大肠经。

操作　先使小儿屈肘，术者一手托住其腕部不动，另一手握住小儿之肘部，以拇指甲掐之，继以揉之，掐揉 30 ～ 50 次，称掐揉曲池。

功效　解表退热，利咽。

临床应用　主治风热感冒，咽喉肿痛，上肢痿软，抽搐，咳喘，嗳气，腹痛，呕吐，泄泻等症。常与开天门、推坎宫、推太阳、清天河水等同用。

二十八、十王（十宣）

定位　十指尖指甲内赤白肉际处。

操作　术者一手握小儿手部，使手掌向外，手指向上，以另一手拇指甲先掐小儿中指，然后逐指掐之，各掐 3 ～ 5 次；或醒后即止，称掐十王。

功效　清热，醒神，开窍。

临床应用　主治高热惊风，抽搐，昏厥，两目上视，烦躁不安，神呆等症。多与掐水沟、掐老龙、掐小天心等合用。

二十九、老龙

定位　中指甲根后 0.1 寸处。

操作　术者一手握持小儿手部，另一手以拇指甲掐小儿中指甲根后 0.1 寸处，掐 3 ～ 5 次；或醒后即止，称掐老龙。

功效　醒神开窍。

临床应用　用于急救。主治急惊风，高热抽搐，不省人事。若急惊暴死，掐之知痛有声者易治，不知痛且无声者，一般难治。

三十、端正

定位　中指甲根两侧赤白肉际处，桡侧称左端正，尺侧称右端正。

操作　术者一手握持小儿手部，另一手以拇指甲掐或用拇指螺纹面揉，掐5次，揉50次，称掐揉端正。

功效　揉右端正：降逆止呕。揉左端正：升提中气，止泻。掐端正：醒神开窍，止血。

临床应用　揉右端正常用于治疗胃气上逆而引起的恶心呕吐等症，常与清胃经、横纹推向板门合用。揉左端正用于治疗水泻、痢疾等症，多与推脾经、推大肠合用。掐端正常用于治疗小儿惊风，常与掐老龙、清肝经等同用。

三十一、五指节

定位　掌背五指近侧指间关节。

操作　有掐五指节和揉五指节之分。术者手握小儿手部，使掌面向下，另一手拇指甲由小指或从拇指依次掐之，继以揉之，各掐3～5次，揉30～50次，称掐揉五指节；以拇、食指揉搓30～50次，称揉五指节。

功效　安神镇惊，祛风痰，通关窍。

临床应用　掐五指节主要用于治疗惊惕不安、惊风等症，多与清肝经、掐老龙等合用；揉五指节主要用于治疗胸闷、痰喘、咳嗽等症，多与运内八卦、推揉膻中等合用。

按： 经常搓捻五指节有利于小儿智力发育，可用于小儿保健。

三十二、后溪

定位　轻握拳，第五掌指关节尺侧后方横纹头凹陷中，赤白肉际处取穴。属手太阳小肠经。

操作　有掐揉后溪和推后溪之分。术者一手持小儿手部，握拳，另一手拇指甲掐揉穴处，掐3～5次，揉20～50次，称掐揉后溪；或上、下直推穴处，推50次，称推后溪。

功效　清热，利小便。上推清热，下推补肾虚。

临床应用　掐揉、上推后溪治疗小便赤涩不利；下推后溪治疗肾虚遗尿。

三十三、二扇门

定位　掌背中指根本节两侧凹陷处。

操作　有掐、揉二扇门之分。术者一手持小儿手部，另一手食、中指端揉穴处，揉100～500次，称揉二扇门；术者两手食、中二指固定小儿腕部，令手掌向下，无名指托其手掌，然后用两拇指甲掐之，继而揉之，掐3～5次，称掐二扇门。

功效　发汗透表，退热平喘。

临床应用　治疗体虚外感，常与揉肾顶、补脾经、补肾经等合用。揉两扇门要稍用力，速度宜快，多用于治疗风寒外感。

按： 掐揉二扇门是发汗要法。

三十四、二人上马（二马、上马）

定位　手背无名指与小指掌指关节后凹陷中。

操作　有掐上马与揉上马之分。术者一手握持小儿手部，使手心向下，另一手拇指甲掐穴处，掐3～5次，称掐上马；以拇指端揉之，揉100～500次，称揉上马。

功效　滋阴补肾，顺气散结，利水通淋。

临床应用　临床上用揉法为多，主要用于治疗阴虚阳亢，潮热烦躁，牙痛，小便赤涩、淋沥等。揉上马常与揉小横纹合用，治疗肺部感染有干性啰音久不消失者。治疗湿性啰音配揉掌小横纹亦有效。

按：揉上马为补肾滋阴的要法。

三十五、威灵

定位　手背第二、三掌骨歧缝间。

操作　术者一手持小儿四指，令掌背向上，另一手拇指甲掐穴处，继以揉之，掐5次；或醒后即止，称掐威灵。

功效　开窍醒神。

临床应用　多用于急惊风、昏迷不醒时的急救，常与掐精宁同用，加强开窍醒神作用。

三十六、精宁

定位　手背第四、第五掌骨歧缝间。

操作　术者一手持小儿四指，令掌背向上，另一手拇指甲掐穴处，继以揉之，掐5次，称掐精宁。

功效　行气，破结，化痰。

临床应用　多用于痰食积聚、气吼痰喘、干呕、疳积等症的治疗。体虚者慎用，若应用则多与补脾经、推三关、捏脊等同用。

三十七、外劳宫

定位　掌背中，与内劳宫相对处。

操作　有掐外劳宫与揉外劳宫之分。术者一手持小儿四指令掌背向上，另一手中指端揉穴处，揉100～300次，称揉外劳宫；以拇指甲掐之，掐3～5次，称掐外劳宫。

功效　温阳散寒，升阳举陷，兼能发汗解表。

临床应用　治疗外感风寒、鼻塞流涕、脏腑积寒、完谷不化、肠鸣腹泻、寒痢腹痛、疝气等症。治疗脱肛、遗尿常与补脾经、补肾经、推三关、揉丹田等合用。

按：本穴性温，用于一切寒证。临床上以揉法多用。

三十八、虎口（合谷）

定位　手背第一、二掌骨之间，近第二掌骨中点的桡侧。属手阳明大肠经。

操作　术者一手持小儿手部，令其手掌侧置，桡侧在上，另一手食、中二指固定小儿腕部，用拇指甲掐穴处，继而揉之，掐揉5～20次，称掐揉虎口。

功效　清热，通络，止痛。

临床应用　治疗发热无汗、头痛、项强、面瘫、口噤、便秘、呕吐、嗳气呃逆、鼻衄等症。常与推大肠、推脾经、拿肚角等同用。

三十九、外八卦

定位　掌背外劳宫周围，与内八卦相对处。

操作　术者一手持小儿四指令掌背向上，另一手拇指做顺时针方向运，运100～300次，称运外八卦。

功效　宽胸理气，通滞散结。

临床应用　治疗胸闷、腹胀、便结等症。多与摩腹、推揉膻中等合用。

四十、一窝风（乙窝风）

定位　手背腕横纹正中凹陷处。

操作　术者一手握持小儿手部，另一手以中指或拇指端按揉穴处，揉 100 ～ 300 次，称揉一窝风。

功效　温中行气，止痹痛，利关节。

临床应用　常用于治疗受寒、食积等原因引起的腹痛等症，多与拿肚角、推三关、揉中脘等合用。常用揉法治疗寒滞经络引起的痹痛。

四十一、螺蛳骨

定位　屈肘，掌心向胸，尺骨小头桡侧缘骨缝中。

操作　术者拇指、食指捏提该处皮肤 10 ～ 20 次。

功效　健脾，镇惊。

临床应用　主要治疗消化不良，潮热，惊悸。

四十二、肟肘

定位　在肘关节尺骨鹰嘴突处。

操作　有掐、揉肟肘和摇肟肘之分。术者一手固定小儿臂肘，另一手拇、食二指叉入虎口，同时用中指按小鱼际中心，屈儿之手，上下摇之，摇 20 ～ 30 次，称摇肟肘；或用拇指端掐、揉穴位处，掐 3 ～ 5 次，揉 20 ～ 30 次，称掐、揉肟肘。

功效　通经活血，顺气生血，化痰。

临床应用　治疗上肢痿痹与揉曲池同用；治疗痞积时与补脾经、运四横纹同用。

按：本穴一般不单用。

四十三、外关

定位　腕背横纹上两寸，尺桡骨之间。属手少阳三焦经。

操作　术者用拇指甲掐或揉，掐 3 ～ 5 次，揉 100 ～ 200 次，称掐揉外关；还可用拇指或中指端向上直推 50 ～ 100 次，称推外关。

功效　解表清热，通络止痛。

临床应用　治疗小儿腹泻、感冒、腰背疼痛。

四十四、膊阳池（外间使、支沟）

定位　腕背横纹上三寸，尺桡骨之间。属手少阳三焦经。

操作　术者一手持小儿腕部，另一手拇指甲掐穴处，掐 3 ～ 5 次，继而揉之，称掐膊阳池；用拇指端或中指端揉 100 ～ 500 次，称揉膊阳池。

功效　解表清热，通降二便。

临床应用　治疗小儿感冒头痛、大便秘结、腹痛、小便赤涩。

第三节　胸腹部穴位

本节以经穴和面状特定穴为主，介绍天突、膻中等 11 个穴位。

一、天突

定位　胸骨上窝正中，正坐仰头取穴。

操作　有按揉天突、点天突、捏挤天突之分。术者一手扶小儿头侧部，另一手中指端按或揉该穴 10～30 次，称按天突或揉天突；以食指或中指端微屈，向下用力点 3～5 次，称点天突；若用两手拇、食指相对捏挤天突穴，至皮下瘀血呈红紫色为度，称捏挤天突。

功效　理气化痰，降逆平喘，止呕。

临床应用　常用于治疗气机不利、痰涎壅盛或胃气上逆所致之痰喘、呕吐，多与推揉膻中、揉中脘、运内八卦等合用。若中指端微屈向下，向里按，动作要快，可催吐。若由中暑引起的恶心、呕吐、头晕等症，捏挤天突，再配合捏挤大椎、膻中、曲池等穴，亦有良效。

二、膻中

定位　两乳头连线中点，胸骨中线上，平第四肋间隙。

操作　有揉膻中与分推膻中、推膻中之分。小儿仰卧，术者以中指端揉该穴 50～100 次，称揉膻中；术者以两拇指指端自穴中向两侧分推至乳头 50～100 次，称为分推膻中；用食、中指自胸骨切迹向下推至剑突 50～100 次，名推膻中。

功效　宽胸理气，止咳化痰。

临床应用　治疗呕吐、呃逆、嗳气，常与运内八卦、横纹推向板门、分腹阴阳等合用；治疗喘咳常与推肺经、揉肺俞等合用；治疗吐痰不利常与揉天突、按弦走搓摩、按揉丰隆等同用。

三、乳根

定位　乳头直下 0.2 寸，平第五肋间隙。

操作　术者以两手四指扶小儿两胁，再以两拇指于穴位处揉 30～50 次，称揉乳根。

功效　宣肺理气，止咳化痰。

临床应用　治疗咳嗽、胸闷、痰鸣等症，临床上常与揉乳旁、推揉膻中合用。

四、乳旁

定位　乳头外旁开 0.2 寸。

操作　术者以两手四指扶小儿两胁，再以两拇指于穴位处揉 30～50 次，称揉乳旁。

功效　宽胸理气，止咳化痰。

临床应用　治疗胸闷、咳嗽、痰鸣、呕吐等症，以食、中二指同时按揉乳根、乳旁两穴，称揉乳根、乳旁。

五、胁肋

定位　从腋下两胁至天枢穴水平处。

操作　小儿正坐，术者两手掌自小儿两胁腋下搓摩至天枢穴水平处，称搓摩胁肋，又称按弦走搓摩。搓摩 50 ~ 100 次。

功效　顺气化痰，除胸闷，开积聚。

临床应用　用于治疗小儿食积、痰壅、气逆所致的胸闷、腹胀等症。治疗肝脾肿大，久久搓摩。中气下陷、肾不纳气者慎用本穴。

六、中脘

定位　前正中线，脐上 4 寸处。

操作　有揉、摩、推中脘之分。患儿仰卧，术者用指端或掌根按揉中脘 100 ~ 300 次，称揉中脘；术者用掌心或四指摩中脘 5 分钟，称摩中脘；术者用食、中指端自中脘向上直推至喉下，或自喉向下推至中脘 100 ~ 300 次，称推中脘，又称推胃脘。

功效　健脾和胃，消食和中。

临床应用　用于治疗泄泻、呕吐、腹胀、腹痛、食欲不振等症。多与按揉足三里、推脾经等合用。推中脘自上而下操作，有降胃气的作用，主治呕吐、恶心；自下而上操作，有涌吐的作用。

七、腹

定位　腹部。

操作　有摩腹与分推腹阴阳之分。患儿仰卧，术者用两拇指指端沿肋弓角边缘或自中脘至脐，向两旁分推 100 ~ 200 次，称分推腹阴阳；术者用掌面或四指摩腹 5 分钟，称摩腹，逆时针摩为补，顺时针摩为泻，往返摩之为平补平泻。

功效　摩腹：消食，理气，降气。分推腹阴阳：健脾和胃，理气消食。

临床应用　分腹阴阳常用于治疗乳食停滞、胃气上逆引起之恶心、呕吐、腹胀等症，临床上多与运内八卦、推脾经、按揉足三里等相配合；治小儿厌食症多与揉板门、运内八卦、摩腹、捏脊等相配合。摩腹补法能健脾止泻，用于脾虚、寒湿型的腹泻；泻法能消食导滞、通便，用于治疗便秘、胀腹、厌食、伤乳食泻等，多与分腹阴阳同用；平补平泻则能和胃，久摩之有消食、强壮身体的作用，常与补脾经、捏脊、按揉足三里合用，为小儿保健常法。

八、脐

定位　肚脐中。

操作　有揉脐与摩脐之分。患儿仰卧，术者用中指端或掌根揉 100 ~ 300 次，用拇指和食、中两指抓住肚脐抖揉 100 ~ 300 次，均称为揉脐；术者用掌或指摩，称摩脐。

功效　温阳散寒，补益气血，健脾和胃，消食导滞。

临床应用　常用于治疗小儿腹泻、便秘、腹痛、疳积等症。多与摩腹、推上七节骨、揉龟尾同用，简称"龟尾七节，摩腹揉脐"。

九、天枢

定位　脐旁 2 寸。

操作　患儿取仰卧位，术者用食、中指端按揉左右二穴各 50 ~ 100 次，称揉天枢。

功效　疏调大肠，理气消滞。

临床应用　用于治疗急慢性胃肠炎及消化功能紊乱引起的腹泻、呕吐、食积、腹胀、大便秘结等症。常与摩腹、揉脐、推上七节、揉龟尾等同用。可用中指按脐，食指与无名指各按两侧天枢穴，三指同时揉动。

十、丹田

定位　小腹部，脐下 2～3 寸之间。

操作　有摩丹田与揉丹田之分。患儿仰卧，以掌摩该处 2～3 分钟，称摩丹田；用拇指或中指端揉 100～300 次，称揉丹田。

功效　培肾固本，温补下元，分清别浊。

临床应用　用于治疗小儿先天不足、寒凝少腹之腹痛、疝气、遗尿、脱肛等症。常与补肾经、推三关、揉外劳宫等合用；治疗尿潴留，常与推箕门、清小肠等同用。

十一、肚角

定位　脐下 2 寸（石门）旁开 2 寸之大筋。

操作　有拿肚角与按肚角之分。患儿仰卧，术者用拇、食、中三指深拿 3～5 次，称拿肚角；术者用中指端按 3～5 次，称按肚角。

功效　健脾和胃，理气消滞。

临床应用　可用于治疗各种原因所致之腹痛，尤以寒痛、伤食痛效佳。因本法刺激强度较大，一般拿 3～5 次即可，不可多拿。拿后向内上做一推一拉一紧一松的轻微动作 1 次。拿肚角一般在诸手法完成后进行，以防小儿哭闹影响治疗。

按：拿肚角为止腹痛的要法。

第四节　背腰骶部穴位

本节以经穴和线状特定穴为主，介绍肩井、大椎等 10 个穴位。

一、肩井（膊井）

定位　在肩上，督脉大椎穴与肩峰连线中点的筋肉处。属足少阳胆经。

操作　有拿肩井、按肩井和揉肩井之分。患儿取坐位，以双手拇指与食、中两指相对着力，稍用力做一紧一松交替提拿该处筋肉 3～5 次，称为拿肩井；以拇指指端或中指指端着力，稍用力按压该处 10～30 次，称按肩井；以拇指螺纹面或中指螺纹面着力，揉动 10～30 次，称揉肩井。若一边揉肩井，一边屈伸其上肢，即为复式操作手法中的总收法。

功效　宣通气血，解表发汗，通窍行气。

临床应用　常用于治疗感冒、惊厥、上肢抬举不利、肩背痛、项强等病症。常与推攒竹、分推坎宫、运太阳、揉耳后高骨等相配合，多用于治疗外感发汗无汗、肩臂疼痛、颈项强直、肌性斜颈等病症。还可作为治疗的结束手法。

二、大椎（百劳）

定位　在后正中线，当第七颈椎棘突与第一胸椎棘突之间凹陷处。属督脉。

操作　有按大椎、揉大椎、捏挤大椎、刮大椎之分。用拇指或中指指端按压大椎 30～50 次，称按大椎；用拇指、中指指端或螺纹面，或掌根着力，揉动大椎 30～50 次，称揉大椎；用双手拇指与食指对称着力，用力将大椎穴周围的皮肤捏起，进行挤捏，至局部皮肤出现紫红瘀斑为度，称捏挤大椎；用汤匙或钱币之光滑边缘蘸水或油，在大椎穴上下刮之，至局部皮肤出现紫红瘀斑为度，称刮大椎。

功效　清热解表，通经活络。

临床应用　按揉大椎常用于治疗感冒发热、项强等病症。捏挤、提拧大椎对百日咳有一定的疗效。刮大椎用于中暑发热。

三、风门（热府）

定位　在第二胸椎棘突下，督脉旁开 1.5 寸处。属足太阳膀胱经。

操作　用拇指端或螺纹面，或食、中两指的指端与螺纹面着力，在一侧或两侧风门穴上做按法或揉法 20 ～ 50 次，称按风门、揉风门。

功效　解表通络。

临床应用　多与清肺经、揉肺俞、推揉膻中等相配合，用于治疗外感风寒、咳嗽气喘等病症；与揉二马、揉肾顶、分推阴阳等相配合，用于治疗骨蒸潮热、盗汗等病症；与拿委中、拿承山、拿昆仑等相配合，用于治疗背腰肌肉疼痛等病症。

四、肺俞

定位　在第三胸椎棘突下，督脉旁开 1.5 寸处。属足太阳膀胱经，系肺之背俞穴。

操作　有揉肺俞、推肺俞和擦肺俞之分。以两手拇指或一手之食、中两指的指端或螺纹面着力，同时在两侧肺俞穴上揉动 50 ～ 100 次，称揉肺俞；以两手拇指螺纹面着力，同时从两侧肩胛骨内上缘自上而下推动 100 ～ 300 次，称推肺俞或称分推肩胛骨；以食、中、无名指三指指面着力，擦肺俞部至局部发热，称擦肺俞。

功效　益气补肺，止咳化痰。

临床应用　常用于治疗呼吸系统疾病，如外感发热、咳嗽、痰鸣等病症，多与推攒竹、分推坎宫、运太阳、揉耳后高骨等相配合。久咳不愈时可加推脾经以培土生金，或揉肺俞时可加少许盐粉，以增强效果。风寒咳嗽、寒喘用揉肺俞或擦肺俞；风热咳嗽、热喘用分推肺俞。

五、脾俞

定位　在第 11 胸椎棘突下，督脉旁开 1.5 寸处。属足太阳膀胱经，系脾之背俞穴。

操作　以拇指螺纹面着力，在一侧或两侧脾俞穴上揉动 50 ～ 100 次，称揉脾俞。

功效　健脾和胃，消食祛湿。

临床应用　常用于治疗脾胃虚弱、乳食内伤、消化不良等引起的呕吐、腹泻、疳积、食欲不振、黄疸、水肿、慢惊风、四肢乏力等病症，常与推脾经、揉足三里等相配合；并能治疗脾虚所引起的气虚、血虚、津液不足等。

六、肾俞

定位　在第二腰椎棘突下，督脉旁开 1.5 寸处。属足太阳膀胱经，系肾之背俞穴。

操作　以拇指螺纹面着力，在肾俞穴上揉动 50 ～ 100 次，称揉肾俞。

功效　滋阴壮阳，补益肾元。

临床应用　常用于治疗腹泻、便秘、哮喘、少腹痛、下肢痿软乏力等病症。与揉二马、补脾经或推三关等相配合，治疗肾虚腹泻、阴虚便秘；与揉肺俞、揉脾俞等相配合，治疗肾虚气喘；与揉腰俞、拿委中、按揉足三里等相配合，治疗下肢痿软乏力、慢性腰痛等病症。

七、腰俞（腰眼）

定位　在第三、四腰椎棘突间旁开 3 ～ 3.5 寸凹陷处；又说在第四腰椎棘突下旁开 3.5 ～ 4 寸凹陷处。属经外奇穴。

操作　以双手拇指端或螺纹面着力，按揉两侧腰俞穴 15 ～ 30 次，称按腰俞或揉腰俞。

功效　通经活络。

临床应用　多用于治疗腰痛、下肢瘫痪、泄泻等病症。

八、七节骨

定位　从第四腰椎至尾椎骨端呈一直线；又说自第二腰椎至尾椎骨端呈一直线。

操作　有推上七节骨与推下七节骨之分。以拇指螺纹面桡侧或食、中两指螺纹面着力，自下向上做直推法 100 ～ 300 次，称推上七节骨；若自上向下做直推法 100 ～ 300 次，称推下七节骨。

功效　温阳止泻，泻热通便。

临床应用　推上七节骨多用于治疗虚寒性腹泻或久痢等病症，临床上与按揉百会、揉丹田等相配合；还可用于治疗气虚下陷、遗尿等病症。若属实热证，则不宜用本法，用后多令儿腹胀或出现其他变症。推下七节骨多用于治疗实热便秘或痢疾等病症，若腹泻属虚寒者，不可用本法，以免滑脱。

九、龟尾（长强）

定位　在尾椎骨端，又说在尾椎骨端与肛门连线之中点处，属督脉。但小儿推拿应用中习惯取尾骨端。

操作　有揉龟尾与掐龟尾之分。以拇指端或中指端着力，在龟尾穴上揉动 100 ～ 300 次，称揉龟尾；用拇指爪甲掐 3 ～ 5 次，称掐龟尾。

功效　通调督脉，调理大肠。

临床应用　治疗泄泻、便秘、脱肛、遗尿等病症。龟尾穴性平和，既能止泻又能通便，多与揉脐、推七节骨等相配合，以治疗腹泻、便秘等症。

按：龟尾穴一般不单独使用，常与七节骨配合应用。

十、脊柱（脊）

定位　在后正中线上，自第一胸椎至尾椎端呈一直线。穴呈线状。

操作　有推脊、捏脊、按脊之分。以食、中两指螺纹面着力，自上而下在脊柱穴上做直推 100 ～ 300 次，称推脊；以拇指与食、中两指呈对称着力，自龟尾开始，双手一紧一松交替向上挤捏推进至第一胸椎处，反复操作 3 ～ 7 遍，称捏脊；以拇指螺纹面着力，自第一胸椎向下依次按揉脊柱骨至尾椎端 3 ～ 5 遍，称按脊。

功效　调阴阳，和脏腑，理气血，通经络。

临床应用　常用于治疗发热、惊风、夜啼、疳积、腹泻、腹痛、呕吐、便秘等。

脊柱穴属督脉循行路线，督脉贯脊属脑络肾，督率阳气，统率真元。临床上捏脊多与补脾经、补肾经、推三关、摩腹、按揉足三里等相配合，对治疗先天和后天不足的一些慢性病症均有一定的效果。捏脊法单用称捏脊疗法，不仅可用于治疗小儿腹泻、疳积等病症，还可用于治疗成人的失眠、肠胃病、月经不调等病症。捏脊法操作时亦旁及足太阳膀胱经脉，临床应用时可根据不同病情，重提或按揉相应的背部俞穴，能加强疗效。因此，捏脊法具有强健身体的功能，是小儿保健推拿常用的主要手法之一。推脊自上而下，有清热的作用，多与清天河水、退六腑、推涌泉等相配合，用于治疗发热、惊风等病症。按脊法多与揉肾俞、按揉腰俞、拿委中、拿承山等相配合，用于治疗腰背强痛、角弓反张、下焦阳气虚弱等病症。

第五节 下肢部穴位

本节以经穴为主，介绍箕门、百虫等 13 个穴位。

一、箕门（足膀胱）

定位 在大腿内侧，膝盖上缘至腹股沟呈一直线。足膀胱属小儿推拿的特定穴，呈线状。有左为膀胱，右为命门之说。

操作 有推足膀胱与拿足膀胱之分。以食、中两指螺纹面着力，自膝盖内侧上缘向上直推至腹股沟处 100～300 次，称推足膀胱或称推箕门；以拇指与食、中两指相对着力，提拿该处肌筋 3～5 次，称拿足膀胱或称拿箕门。

功效 利尿，清热。

临床应用 常用于治疗癃闭、小便赤涩不利、尿闭、水泻及该处痿软无力等病症。推箕门性平和，有较好的利尿作用，多与揉丹田、按揉三阴交等相配合，用于治疗尿潴留等病症；与清小肠等相配合，用于治疗心经有热的小便赤涩不利等；治疗尿闭则自上往下推或拿；治疗水泻无尿，则自下向上推，有利小便、实大便的作用；治疗股内痛或该处痉软无力，则轻拿足膀胱穴处的肌筋。

二、百虫（血海）

定位 在膝上内侧肌肉丰厚处，当髌骨内上缘 2.5 寸处。属足太阴脾经。

操作 有按揉百虫与拿百虫之分。以拇指指端或螺纹面的前 1/3 处着力，稍用力按揉百虫 10～30 次，称按揉百虫；用拇指与食、中两指指端着力，提拿百虫 3～5 次，称拿百虫。

功效 通经活络，平肝息风。

临床应用 常用于治疗四肢抽搐，下肢痿躄不用。多与拿委中、按揉足三里等相配合，以治疗下肢瘫痪、痹痛等；若用于惊风抽搐，则手法刺激宜重。

三、膝眼（鬼眼）

定位 在髌骨下缘，髌韧带内外侧凹陷中。外侧凹陷称外膝眼，又称犊鼻，属足阳明胃经；内侧凹陷称内膝眼，又名膝目，属经外奇穴。

操作 有按膝眼、揉膝眼与掐膝眼之分。以拇指端着力，或用拇、食两指端同时着力，稍用力按压一侧或内外两侧膝眼穴 10～20 次，称按膝眼；以一手或两手拇指螺纹面着力，揉动一侧或两侧膝眼穴 50～100 次，称揉膝眼；若用拇指爪甲掐一侧或两侧膝眼穴 3～5 次，称掐膝眼。

功效 通经活络，息风止搐。

临床应用 常用于治疗下肢痿软无力、惊风抽搐、膝痛等。临床上按、掐膝眼多用于治疗惊风抽搐；揉膝眼配合拿委中多用于治疗下肢痿软无力，并能治疗膝关节软组织扭挫伤及膝部证。

四、足三里（三里）

定位   在外膝眼下 3 寸，距胫骨前嵴约一横指处，当胫骨前肌上。属足阳明胃经。

操作   以拇指端或螺纹面着力，稍用力按揉 20～100 次，称按揉足三里。

功效   健脾和胃，调中理气，导滞通络，强壮身体。

临床应用   常用于治疗腹胀、腹痛、呕吐、泄泻等消化系统疾病及下肢痿软乏力等病症。多与推天柱骨、分推腹阴阳等相配合，以治疗呕吐；与推上七节骨、补大肠等相配合，以治疗脾虚泄泻；常与捏脊、摩腹等相配合，用于小儿保健。

五、前承山（条口）

定位   在小腿胫骨旁，与后承山相对处，约当膝下 8 寸。在足阳明胃经的循行线上，系小儿推拿的特定穴位。

操作   有掐前承山与揉前承山之分。以拇指爪甲掐该穴 3～5 次，称掐前承山；用拇指螺纹面揉该穴 30 次左右，称揉前承山。

功效   息风定惊，行气通络。

临床应用   常用于治疗惊风、下肢抽搐、下肢痿软无力等病症。掐、揉本穴主要治疗惊风抽搐；与拿委中、按百虫、掐解溪等相配合，治疗角弓反张、下肢抽搐。揉前承山能通经络、行气血，纠正畸形，与揉解溪等相配合，用于治疗下肢痿软无力、肌肉萎缩、足下垂等。

六、三阴交

定位   在内踝高点直上 3 寸，当胫骨内侧面后缘处。属足太阴脾经。

操作   有按三阴交和推三阴交之分。以拇指或食指、中指的螺纹面着力，稍用力按揉 20～50 次，称按揉三阴交；用拇指螺纹面着力，做自上而下或自下而上的直推法 100～200 次，称推三阴交。

功效   通血脉，活经络，疏下焦，利湿热，通调水道，亦能健脾胃，助运化。

临床应用   主要用于治疗泌尿系统疾病，多与揉丹田、推箕门等相配合，治疗遗尿、癃闭、下肢痹痛、瘫痪、惊风、消化不良等。

七、丰隆

定位   在外踝尖上 8 寸（当外膝眼与外踝尖连线之中点），胫骨前缘外侧（距胫骨前嵴约二横指，即 1.5 寸），胫腓骨之间。属足阳明胃经。

操作   以拇指或中指端着力，稍用力在丰隆穴上揉动 50～100 次，称揉丰隆。

功效   和胃气，化痰湿。

临床应用   临床上多与揉膻中、运内八卦等相配合，治疗痰涎壅盛之咳嗽气喘等。

八、太冲

定位   在足背第 1～2 跖骨结合部之前方凹陷处（趾缝间上 1.5 寸），当拇长伸肌腱外缘处。属足厥阴肝经。

操作   以拇指爪甲着力，稍用力在太冲穴上掐 3～5 次，称掐太冲。

功效　平肝息风。

临床应用　主要用于治疗惊风。

九、委中

定位　在腘窝正中央，横纹中点，股二头肌腱与半腱肌腱的中间。属足太阳膀胱经。

操作　以食、中指的指端着力，稍用力在委中穴拿该处的筋腱 3～5 次，称拿委中。

功效　疏通经络，息风止痉。

临床应用　多用于治疗惊风抽搐。若与揉膝眼、揉阳陵泉等相配合，治疗下肢痿软无力；若用挤捏法至局部出现痧痕瘀斑，则多用于治疗中暑、痧症等。

十、后承山（承山）

定位　在委中穴直下八寸，即委中穴与平昆仑穴处跟腱连线之中点，当腓肠肌交界之尖端，人字形凹陷处。属足太阳膀胱经。

操作　以食、中指指端着力，稍用力在后承山穴按拨该处的筋腱 3～5 次，称拿承山。

功效　通经活络，止痉息风。

临床应用　拿后承山常与拿委中等相配合，有止抽搐、通经络之作用，常用于治疗惊风抽搐、下肢痿软、腿痛转筋等。

十一、仆参

定位　在昆仑穴下，外踝后下方，跟骨外侧下赤白肉际凹陷中。属足太阳膀胱经。

操作　有拿仆参和掐仆参之分。以拇指与食、中两指相对着力，稍用力在仆参穴上拿捏 3～5 次，称拿仆参；以拇指爪甲着力，稍用力在仆参穴上掐压 3～5 次，称掐仆参。

功效　益肾健骨，舒筋活络，安神定志。

临床应用　主要用于治疗腰痛、足跟痛、晕厥、惊风、足痿不收等病症。拿仆参有益肾、舒筋之功，常与拿委中等相配合，治疗腰痛；与按揉或拿后承山等相配合，治疗霍乱转筋、足痿不收；用掐仆参治疗晕厥、惊风。

十二、昆仑（上昆仑）

定位　在跟腱与外踝尖中点之凹陷处。属足太阳膀胱经。

操作　以拇指爪甲着力，稍用力在昆仑穴上掐 3～5 次，称掐昆仑。

功效　解肌通络，强腰补肾。

临床应用　掐昆仑主要治疗头痛、惊风，多与拿委中、拿承山等相配合，治疗腰痛、下肢痉挛、跟腱挛缩等；与拿仆参相配合，治疗足跟痛、足内翻等。

十三、涌泉

定位　在足掌心前 1/3 与后 2/3 交界处的凹陷中。属足少阴肾经。

操作　有推涌泉、揉涌泉和掐涌泉之分。以拇指螺纹面着力，向足趾方向做直推法 100～400 次，称推涌泉；以拇指螺纹面着力，稍用力在涌泉穴上揉 30～50 次，称揉涌泉；以拇指爪甲着力，稍用力在涌泉穴上掐 3～5 次，称掐涌泉。

功效　滋阴，退热。

临床应用　推涌泉能引火归原，退虚热。多与揉上马、运内劳宫等相配合治疗五心烦热、烦躁不安、夜啼等病症；与退六腑、清天河水等相配合能退实热。揉涌泉能治吐泻，左揉止吐，右揉止泻。掐涌泉能治惊风。

小结

1. 学习内容

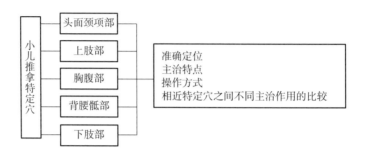

2. 学习方法　理论讲授与实训操作相结合，其比例为 1∶1。理论讲授的内容主要为特定穴的位置及主治特点，实训操作的主要内容为准确在身体上定位相关穴位，并运用适当手法针对穴位进行操作。

【思考题】

1. 头面部穴位中有疏风解表作用的有哪些？如何操作？
2. 分别论述五经穴的位置、主治及操作的异同点。
3. 比较清天河水、退六腑、掐揉小天心、揉二人上马的治疗作用。
4. 消食化滞的特定穴有哪些？
5. 止泻的特定穴有哪些？
6. 镇惊安神的特定穴有哪些？

扫一扫，查阅本章数字资源，含PPT、音视频、图片等

第一节　感　冒

【导学】本节主要介绍感冒的基本概念、病因病机、临床表现、诊断及鉴别诊断、分证推拿治疗，以及预防与护理要点等。

学习重点　感冒的概念、病因病机及分证推拿治疗。

学习要求

1. 掌握感冒的概念、病因病机及分证推拿治疗。

2. 熟悉感冒的临床表现、诊断及鉴别诊断。

3. 了解感冒的预防与护理要点。

感冒又称伤风，是小儿时期常见的外感疾病之一，临床以鼻塞流涕、喷嚏微咳、恶寒发热、头痛等为特征。感冒之病名首见于北宋《仁斋直指方论·诸风》篇。早在《黄帝内经》中就已经认识到此病主要是外感风邪所致。感冒可分为普通感冒及时行感冒两种：普通感冒为外感风邪所致，一般病邪轻浅，以肺系症状为主，不具有流行性；时行感冒为感触时邪病毒所致，病邪较重，具有流行群发的特征。本病发病率居儿科疾病首位，除了6个月以内婴儿较少发病外，可发生于任何年龄的小儿。本病一年四季均可发病，以秋冬、冬春季节交替气温骤变时多见。因小儿生理病理特点，小儿感冒易出现夹痰、夹滞、夹惊的兼夹证。

【病因病机】

小儿感冒的病因有外邪因素和内虚因素。主要诱因以风邪为主，常兼夹寒、暑、湿、燥、火等，亦有感受时行疫毒所致。

感冒发病与人体的正气强弱、外邪是否侵犯人体有关。当小儿体质差，卫外功能减弱时，则易感邪发病。感冒的病变脏腑主要在肺，随病情变化可累及肝、脾。外邪经口鼻或皮毛侵犯肺卫。肺司呼吸，外合皮毛，主腠理开阖，开窍于鼻。咽喉为肺之门户，外邪上受，可见鼻塞流涕、咽喉红肿；肺失清肃，则见喷嚏咳嗽。皮毛开阖失司，卫阳被遏，故恶寒发热、头痛身痛。风为百病之长，风邪常兼夹寒、热、暑、湿等病邪为患，可见兼夹热邪的风热证、兼夹寒邪的风寒证、兼夹暑湿的湿困中焦证等。

肺脏受邪，失于清肃，津液凝聚为痰，壅结咽喉，阻于气道，加剧咳嗽，此即感冒夹痰。小儿脾常不足，感受外邪后往往影响中焦气机，减弱运化功能，致乳食停积不化，阻滞中焦，出现

脘腹胀满、不思乳食，或伴呕吐、泄泻，此即感冒夹滞。小儿神气怯弱，感邪之后热扰肝经，易导致心神不宁，生痰动风，出现一时性惊厥，此即感冒夹惊。先天禀赋不足、卫外功能不固之小儿，稍有不慎则感受外邪，久之肺脾气虚、营卫不和，或肺阴不足，更易反复感冒、咳嗽，甚至引起肺炎等。

【临床表现】

1. 风寒感冒　恶寒重，鼻塞流清涕，喷嚏，喉痒微咳，身无汗，头痛。舌偏淡，苔薄白，指纹浮红，脉浮紧。

2. 风热感冒　发热重，鼻塞流浊涕，喷嚏，咳嗽痰黄黏，咽红或肿，口干而渴，身有汗或无汗，恶风头痛。舌质红，苔薄白或黄，指纹浮紫，脉浮数。

3. 暑湿感冒　发热无汗，头痛鼻塞，身重困倦，咳嗽不剧，胸闷泛恶，食欲不振，或有呕吐泄泻。舌质红，苔黄腻，指纹浮红，脉数。

4. 时行感冒　全身症状较重，壮热嗜睡，汗出热不解，目赤咽红，肌肉酸痛，或有恶心呕吐，或见疹点散布。舌红苔黄，指纹浮紫，脉数。

若感冒兼见咳嗽较剧，咳声重浊，喉中痰鸣，则属感冒夹痰之症；若感冒兼见脘腹胀满，不思饮食，呕吐酸腐，口气秽浊，大便酸臭，或腹痛泄泻，或大便秘结，则属感冒夹滞之症；若感冒兼见惊惕啼叫，夜卧不安、磨牙，甚则惊厥抽风，则属感冒夹惊之症。

【诊断及鉴别诊断】

1. 诊断要点

（1）以鼻塞流涕、喷嚏微咳、发热恶寒等症为主，可伴呕吐、腹泻，或高热惊厥。

（2）四季均有，常于秋冬、冬春气候骤变时发病。

（3）血常规检查，白细胞总数正常或减少，中性粒细胞减少，淋巴细胞相对增多，单核细胞增多。

2. 鉴别诊断

（1）外感咳嗽　当感冒出现发热恶寒、咳嗽时，易与外感咳嗽相混，应以主症为主鉴别。若发热恶寒症状突出，则为感冒；咳嗽吐痰，甚则喘息症状突出，则为外感咳嗽。

（2）风温肺病　感冒与早期风温肺病都有肺卫方面的症状，但感冒一般病情轻微，发热不高或不发热，病势少有传变，服解表药后多能汗出热退，病程较短。而风温肺病其病情较重，咳嗽较甚，或咳则胸痛，甚或咳铁锈色痰，必有发热，甚至高热寒战，服一般感冒药后热虽暂减，但旋即又起，多有传变，甚则神昏、谵妄、惊厥等。

（3）鼻渊　感冒与鼻渊均可见鼻塞流涕，或伴头痛等症。但鼻渊多流浊涕腥臭，感冒一般多流清涕，并无腥臭味；鼻渊眉额骨处胀痛、压痛明显，一般无恶寒发热，感冒寒热表证明显，头痛范围不限于前额或眉骨处；鼻渊病程漫长，反复发作，不易断根，感冒愈后不再遗留鼻塞、流腥臭浊涕等症状。

【治疗】

1. 基础方　解表四法（开天门、推坎宫、揉太阳、揉耳后高骨）各50次，以开通经络、疏风解表；黄蜂入洞50次，以祛风寒、通鼻窍；清肺经200次，以宣肺止咳；配合拿风池5次，共奏宣散发汗解肌之效。

2. 辨证加减

（1）风寒感冒

①治则：疏风散寒。

②处方：揉外劳宫、掐揉二扇门、推三关各100次，运内八卦穴、推膻中各50次。

③方义：解表四法为治疗外感病症的必做手法。配合揉外劳宫、推三关，以加强祛除寒邪之功；掐揉二扇门，以发汗解表，使邪从汗解；运内八卦、推膻中，以行气护卫，宣发肺卫之气。

（2）风热感冒

①治则：疏风清热。

②处方：揉耳后高骨、揉迎香各 50 次，清天河水 200 次，分推膻中、肺俞各 50 次。

③方义：在基础方基础上配合揉耳后高骨可疏风清热、镇静安神，揉迎香穴可清通肺卫，清天河水能清热解表除烦，分推膻中、肺俞能肃肺止咳。

（3）暑湿感冒

①治则：解表化湿。

②处方：扫散头部，补脾经 200 次，运内八卦、推三关、退六腑、清天河水各 100 次，揉中脘 200 次，分腹阴阳 50 次。

③方义：在基础方基础上配合扫散头部以清利头目、祛风醒脑，补脾经、运内八卦、推三关能健脾通络化湿，退六腑、清天河水能清热解暑，揉中脘、分腹阴阳能健脾胃，助运化。

（4）时行感冒

①治则：清热解毒。

②处方：补脾经 300 次，退六腑、清天河水、清胃经 200 次，清大肠、揉板门 100 次，按揉足三里 50 次。

③方义：在基础方基础上配合退六腑清热解毒，清肺经清肺泄热，清天河水辛凉发散。补脾经、清胃经、清大肠、揉板门、揉足三里健运脾胃。

（5）兼夹证治疗

①夹痰：揉乳旁乳根 100 次，揉丰隆 50 次，揉掌小横纹 100 次，按弦搓摩 50 次。

②夹滞：揉板门 100 次，掐揉四横纹 100 次，揉脐及天枢 100 次，捏脊 10 遍。

③夹惊：清心经 100 次，清肝经 100 次，掐揉小天心 100 次，分手阴阳 50 次。

病例分析

洪某，女，4 岁，2013 年 12 月初诊。

主诉（家长代诉）：鼻塞流清涕，喷嚏，微咳两天。

现病史：患儿现症见鼻塞流清涕，喷嚏，微咳，身无汗，哭闹烦躁。查：舌偏淡，苔薄白，指纹浮红，脉浮紧。

诊断：感冒。证属风寒感冒。

病机分析：患儿因护养不慎，感受风寒之邪气，风寒外束，肺卫失宣。风邪犯肺，肺气失宣，故鼻塞喷嚏，微咳；寒邪外束，经气不得宣畅，故微咳、无汗、哭闹烦躁；苔薄白，脉浮紧为风寒征象。

治则：疏风散寒解表。

处方：解表四法（开天门、推坎宫、揉太阳、揉耳后高骨），揉外劳宫、揉二扇门、推三关、推膻中、运内八卦。

【预防护理】

1. 注意体格锻炼，多做户外活动，增强体质。

2. 注意随气候变化增减衣服，尤其气温骤变时。勿长期衣着过暖。

3. 冬春感冒流行时，少去公共场所，避免交叉感染。

4. 患病期间，多饮开水，给予易消化食物。高热患儿及时物理降温。做好口腔护理。

【按语】

推拿对于服药困难的感冒患儿尤为合适。治疗感冒的常规手法如解表四法不仅可以用于感冒，也可用于小儿一般的预防保健，对于感冒初起，用之得当，事半功倍，效如桴鼓。对于日久不愈的内伤感冒，推拿更具优势——不但能振奋正气、祛邪外出，还可以调理体质、强身健体，是一种祛邪与扶正并行，绿色而无毒副作用的治疗手段。

小结

感冒是肺卫被以风邪为代表的六淫、时邪病毒侵犯，出现恶寒发热、头身疼痛、鼻塞流涕、喷嚏微咳、全身不适为临床特征的常见外感病症，四季皆有，以冬春季为多。

病机为卫表不和，肺失宣肃。

治疗以解表宣肺为原则。根据风寒、风热与暑湿、时邪及兼夹病邪的不同，分别采用疏风散寒、疏风清热和解表化湿等治法祛除表邪；祛除时邪病毒当以振奋正气、清热解毒为治疗重点。感冒的治疗一般禁用补法，以免敛邪，但若内伤体虚之体弱儿，应当在解表法中佐以补益之法，以扶正祛邪。

正确的饮食与调护有助感冒迅速痊愈。感冒的预防很重要，尤其在时行感冒流行地和季节，更应尽早采取措施，以免成流行、蔓延之势。

【思考题】

1. 感冒的病因病机是什么？

2. 运用小儿推拿治疗风寒感冒时，其治则、处方与方义是什么？

3. 运用小儿推拿治疗暑湿感冒时，其治则、处方与方义是什么？

4. 感冒如何预防与护理？

第二节　咳　嗽

【导学】本节主要介绍咳嗽的基本概念、病因病机、临床表现、诊断及鉴别诊断、分证推拿治疗及其预防与护理要点等。

学习重点　咳嗽的概念、病因病机及分证推拿治疗。

学习要求

1. 掌握咳嗽的概念、病因病机及分证推拿治疗。

2. 熟悉咳嗽的临床表现、诊断及鉴别诊断。

3. 了解咳嗽的预防与护理要点。

咳嗽是小儿肺部疾患中的一个常见证候，是呼吸道的一种保护性反射动作，无论外感，还是内伤导致肺失宣降都可以发生咳嗽。咳嗽可见于多种呼吸道和肺脏疾病中，如感冒、肺炎等均可出现咳嗽。本病一年四季都可发生，尤以冬春季节为多。多数预后良好，有少部分患者反复发作，日久不愈。本病相当于西医学的急、慢性支气管炎等疾病。

中医古籍中对本病有专门记载。如《幼幼集成·咳嗽证治》指出："凡有声无痰谓之咳，肺气伤也；有痰无声谓之嗽，脾湿动也；有声有痰之咳嗽，初伤于肺，继动脾湿也。"说明咳嗽虽然是一个证候，但咳和嗽在含义上是不同的。但二者又多并见，故多通称"咳嗽"。《景岳全书·咳嗽》篇谓："咳嗽之要，止唯二证，何为二证？一曰外感，一曰内伤而尽之矣。""外感咳嗽，其来在肺，故必由肺以及他脏……内伤咳嗽，先伤他脏，故必由他脏累及肺。"可见外感咳嗽病起于肺，而内伤咳嗽则系其他脏腑先病，累及于肺所致。

【病因病机】

1. 外感咳嗽　肺为娇脏，职司呼吸，其性肃降，上连咽喉而开窍于鼻，外合皮毛，主一身之表，居脏腑之上。外感邪气，首当犯肺。小儿形气未充，肌肤柔弱，卫外功能较差，当风寒或风热外侵，邪束肌表，肺气不宣，清肃失职，痰液滋生，或感受燥气，气道干燥，咽喉不利，肺津受灼，痰涎黏结均可引起咳嗽。

2. 内伤咳嗽　多因患儿平素体虚，或外感咳嗽日久不愈，耗伤正气，致肺阴虚损，肺气上逆，或因小儿先天脾胃虚弱，易为乳食所伤，致脾胃虚寒，健运失职，水湿内停，痰湿内生，上贮于肺，壅阻气道，致肺气不得宣畅，引起咳嗽。西医学认为，咳嗽是由于呼吸道炎症、异物，或其他物理因素、化学因素刺激呼吸道黏膜，通过咳嗽中枢引起咳嗽动作，是一种保护性反射，咳嗽可将呼吸道异物或分泌物排出体外。

【临床表现】

1. 风寒咳嗽　冬春多发，咳嗽有痰，咯痰稀薄，鼻塞，流涕，恶寒发热，头痛。舌淡红苔薄白，脉浮紧，指纹浮红。

2. 风热咳嗽　咳嗽有痰，痰黄黏稠，不易咳出，鼻流浊涕，咽喉肿痛，发热汗出，大便秘结，小便黄数。舌红，苔薄黄，脉浮数，指纹浮紫。

3. 内伤咳嗽　干咳少痰，久咳不止，伴手足心热，午后潮热，口渴咽干，食欲不振，形体消瘦，倦怠乏力。舌红苔少乏津，脉细数，指纹紫滞。

【诊断及鉴别诊断】

1. 诊断要点

（1）一年四季均可发生，尤以冬春季为多。

（2）外感咳嗽多有上呼吸道感染病史，内伤咳嗽多有其他兼症。

（3）实验室检查多有白细胞异常，肺部听诊可闻及干、湿性啰音。

（4）咳嗽重者可行肺部平片。

2. 鉴别诊断

（1）肺炎喘嗽　以发热咳嗽，痰壅，气急，鼻翼扇动为主要症状。重者涕泪俱闭，面色苍白或面唇发绀，肺部听诊可闻及中细啰音。

（2）哮喘　哮喘可伴有咳嗽，以反复发作性哮鸣气喘为主症。典型发作时被迫端坐呼吸，干咳或咳大量白色泡沫痰，甚至发绀等。

（3）过敏性咳嗽　持续或反复发作性剧烈咳嗽，多呈阵发性，晨起较明显，活动或哭闹时咳嗽加重。遇到冷空气时常打喷嚏、咳嗽，但痰很少。夜间比白天严重，咳嗽时间长，通常会持续3个月，以春季花粉多时为重。

（4）吸入异物咳嗽　突发剧烈呛咳，无其他流涕、打喷嚏或发烧症状，同时出现呼吸困难，脸色差。

【治疗】

1. 基础方　推肺经 200 次，运内八卦、推揉膻中、揉擦肺俞各 100 次。以疏风解表，清肺化痰，宽胸理气而令咳止。

2. 辨证加减

（1）风寒咳嗽

①治则：疏风散寒，宣肺止咳。

②处方：清肺经、开天门、推坎宫、揉太阳各 200 次，推三关、揉外劳宫、揉掌小横纹、擦膻中、擦肺俞各 100 次。

③方义：在基础方中用清肺经，配合开天门、推坎宫、揉太阳疏风解表；推三关、揉外劳宫、擦膻中、肺俞温阳散寒，宣肺止咳。

（2）风热咳嗽

①治则：疏风清热，化痰止咳。

②处方：清肺经、开天门、推坎宫、揉太阳、退六腑、清天河水各 200 次，揉掌小横纹 100 次。

③方义：在基础方中用清肺经，配合开天门、推坎宫、揉太阳疏风解表；清天河水、退六腑清热宣肺；揉掌小横纹配基础方中的揉膻中、揉肺俞止咳化痰，宽胸理气。

（3）内伤咳嗽

①治则：养阴清肺，润肺止咳，健脾化痰。

②处方：补肺经、补脾经各 200 次，揉乳旁乳根、揉肺俞、揉中脘、按揉足三里各 100 次。

③方义：在基础方中加补肺经、补脾经健脾养肺，揉乳旁乳根、揉肺俞宣肺止咳，揉中脘、按揉足三里健脾胃，助运化。

④加减：久咳体虚喘促，加补肾经、推三关各 200 次以止咳平喘；阴虚咳嗽，加揉上马 200 次以滋阴；咯痰不利，加揉丰隆、揉天突各 200 次以止咳化痰。

病例分析

翁某，男，3 岁。2005 年 8 月初诊。

主诉（家长代诉）：咳嗽、痰黄黏稠 3 周。

现病史：患儿 3 周前因感冒后遗留咳嗽，痰黄黏稠，不易咳出，伴鼻流浊涕，咽喉肿痛，大便秘结，小便黄数。查：舌红，苔薄黄，脉浮数，指纹浮紫。

诊断：咳嗽。证属风热咳嗽。

病机分析：患儿由于感受风寒，肺气不宣，清肃失职，故咳嗽；感冒日久入里化热，炼液成痰，故痰黄黏稠，不易咳出。鼻流浊涕，咽喉肿痛，大便秘结，小便黄数，舌红苔薄黄，脉浮数，指纹浮紫，乃为风寒化热之象。

治则：疏风清热，化痰止咳。

处方：推坎宫、揉太阳、清肺经、开天门、退六腑、清天河水、分推膻中、揉掌小横纹、揉肺俞、分推肺俞。

【预防与护理】

1. 注意气候变化，注意保暖，防止外邪侵袭。

2. 少食辛辣香燥及肥甘厚味，以防燥伤肺阴。

3. 外邪未解之前，忌食油腻荤腥；咳嗽未愈之前，忌食过咸过酸食物。

4. 避免刺激咽喉部的食物及其他因素，如烟尘刺激、喊叫、哭闹等。

5. 病后适当休息，多喝水，饮食宜清淡。

【按语】

推拿对于外感、内伤咳嗽的疗效较好。对服药困难的患儿，当为首选治疗方法；对肺炎所致咳嗽的患儿，推拿亦可作为重要的辅助治疗方法；对久咳不愈的患儿，可适当配合中西药物治疗。

咳嗽是许多疾病的一个症状，如果咳嗽不是突出的主要症状，则不属于本病范畴，应注意与百日咳、肺炎等引起的咳嗽进行鉴别。

小结

咳嗽是小儿肺部疾患中的一个常见证候，是呼吸道的一种保护性反射动作，无论外感，还是内伤导致肺失宣降都可以发生咳嗽。咳嗽可见于多种呼吸道和肺脏疾病中，如感冒、肺炎等均可出现咳嗽。本病一年四季都可发生，尤以冬春季节为多。多数预后良好。

本病主要有外感咳嗽和内伤咳嗽两大类。外感咳嗽多因机体感受外邪所致。肺为娇脏，职司呼吸，其性肃降，上连咽喉而开窍于鼻，外合皮毛，主一身之表，居脏腑之上。外感邪气，首当犯肺。小儿形气未充，肌肤柔弱，卫外功能较差。当风寒或风热外侵，邪束肌表，肺气不宣，清肃失职，痰液滋生；或感受燥气，气道干燥，咽喉不利，肺津受灼，痰涎黏结均可引起咳嗽。内伤咳嗽多因患儿平素体虚，或外感咳嗽，日久不愈，耗伤正气，致肺阴虚损，肺气上逆，或因小儿先天脾胃虚弱，易为乳食所伤，致使脾胃虚寒，健运失职，水湿内停，痰湿内生，上贮于肺，壅阻气道，致使肺气不得宣畅引起咳嗽。

治疗上，风寒咳嗽者，治以疏风散寒、宣肺止咳；风热咳嗽者，治以疏风清热、化痰止咳；内伤咳嗽者，治以养阴清肺、润肺止咳、健脾化痰。

【思考题】

1. 咳嗽的病因病机是什么？
2. 运用小儿推拿治疗风寒型咳嗽时，其治则、处方与方义是什么？
3. 运用小儿推拿治疗风热型咳嗽时，其治则、处方与方义是什么？
4. 运用小儿推拿治疗内伤型咳嗽时，其治则、处方与方义是什么？

第三节　发　热

【导学】本节主要介绍发热的基本概念、病因病机、临床表现、诊断及鉴别诊断、分证推拿治疗及其预防与护理要点等。

学习重点　发热的概念、病因病机及分证推拿治疗。

学习要求

1. 掌握发热的概念、病因病机及分证推拿治疗。
2. 熟悉发热的临床表现、诊断及鉴别诊断。
3. 了解发热的预防与护理要点。

发热是指人体口腔温度 >37.5℃，或肛温 >38℃，或一天中体温波动超过 1.0℃。小儿基础体温是指直肠温度，正常体温范围：肛温 ≤ 37.5℃，口温 ≤ 37.2℃，腋温 ≤ 37.0℃。

以肛温为标准，发热可分为：低热（37.5 ～ 38.5℃），中度发热（38.6 ～ 39.5℃），高热（39.6 ～ 40.5℃），超高热（>40.5℃）。按发热类型可分为：稽留热（每日温差 ≤ 1℃）、弛张热（38 ～ 40℃，每日温差 ≥ 2℃）、间歇热（相隔数日再发热）和不规则热。发热时间超过两周为长期发热。

【病因病机】

1. 外感发热　由于小儿形体稚弱，抗邪能力较差，加之冷热不知调节，家长护理不当，易为风寒外邪所侵，邪气侵袭体表，卫外之阳被郁而致发热。

2. 阴虚内热　小儿体质素弱，先天不足或后天营养失调，或久病伤阴而致肺肾不足，阴液亏损引起发热。

3. 肺胃实热　多由于外感误治或乳食内伤，造成肺胃壅实，郁而化热。

4. 气虚发热　由于劳倦过度、饮食失调，或久病失于调理，以致中气不足，虚火内生而引起发热。

【临床表现】

1. 外感发热　偏于风寒者可见发热，恶风寒，头痛，无汗，鼻塞，流涕。舌质淡红，苔薄白，脉浮紧，指纹鲜红；偏于风热者可见发热，微汗出，口干，鼻流黄涕，苔薄黄，脉浮数，指纹红紫。

2. 阴虚内热　午后发热，手足心热，形瘦神疲，盗汗，食纳减少。舌红苔剥，脉细数无力，指纹淡紫。

3. 肺胃实热　高热，面红，气促，不思饮食，便秘烦躁，渴而引饮。舌红苔燥，脉数有力，指纹深紫。

4. 气虚发热　劳累后发热，低热，语声低微，懒言乏力，动则自汗，食欲不振，形体消瘦。舌质淡，苔薄白，脉虚弱或沉细无力，指纹色淡。

【诊断及鉴别诊断】

1. 诊断要点　体温超过 37.5℃

2. 鉴别诊断　夏天发热还可能与其他病毒感染或细菌感染，如化脓性扁桃体炎、淋巴结炎、肺炎、细菌性痢疾、伤寒甚至乙型脑炎等有关。不过这些疾病除发热外还会有其他表现，仔细检查并不难鉴别。

【治疗】

1. 基础方　推肺经、清天河水、退六腑各 300 次，以宣肺清热。

2. 辨证加减

（1）外感发热

①治则：清热解表，发散外邪。

②处方：清肺经 300 次，开天门、推坎宫、揉太阳各 30 次。风寒者加推三关 200 次，掐揉二扇门 30 次，掐风池 5 次；风热者加推脊 100 次。

③方义：在基础方上加清肺经，配合开天门、推坎宫、揉太阳以疏风解表、发散外邪。风寒者加推三关、掐揉二扇门、掐风池以发汗解表、驱散风寒；风热者加推脊以清热解表。

④加减：若兼咳嗽、痰鸣气急者，加推揉膻中、揉肺俞、揉丰隆、运内八卦；兼见脘腹胀满、不思乳食、嗳酸呕吐者，加揉中脘、推揉板门、分推腹阴阳、推天柱骨；兼见烦躁不安、睡

卧不宁、惊惕不安者，加清肝经、掐揉小天心、掐揉五指节。

（2）阴虚内热

①治则：滋阴清热。

②处方：补肺经、补脾经、揉上马、推涌泉各300次，按揉足三里、运内劳宫各200次。

③方义：在基础方上加补肺经，配合揉上马以滋肾养肺、滋补阴液，配运内劳宫以清虚热；补脾经、按揉足三里可健脾和胃，增进饮食；推涌泉以引热下行退虚热。

④加减：烦躁不眠，加清肝经、清心经、按揉百会；自汗盗汗，加揉肾顶、补肾经。

（3）肺胃实热

①治则：清泄里热，理气消食。

②处方：清肺经、清胃经、清大肠各300次，揉板门50次，运内八卦100次，揉天枢100次。

③方义：在基础方上加清肺经，配清胃经以清肺、胃两经实热，配清大肠、揉天枢疏调肠腑结滞以通便泻火；配揉板门、运内八卦以理气消食。

（4）气虚发热

①治则：健脾益气，佐以清热。

②处方：补肺经、补脾经、运内八卦、摩腹、分腹阴阳、揉足三里、揉脾俞、揉肺俞各200次。

③方义：在基础方上加补肺经，配合补脾经、运内八卦、摩腹、分腹阴阳、揉足三里、揉脾俞、揉肺俞以健脾益气。

④加减：若腹胀、纳呆者加运板门、分推腹阴阳、摩中脘；若大便稀溏，有不消化食物残渣，加逆时针摩腹、推上七节骨、补大肠、板门推向横纹；若恶心呕吐，加推天柱骨、推中脘、横纹推向板门、揉右端正。

病例分析

崔某，男，5岁。2008年9月15日初诊。

主诉（家长代诉）：发热18天。

现病史：患儿18天前外感后出现发热，最高体温39.2℃，食欲不振，倦怠乏力，头晕，大便溏，小便黄。曾急诊就诊用解热药物、抗生素治疗，体温一度下降至38℃，维持两天后复又波动于38～39℃之间。查：体温38.2℃，神清神疲，形体消瘦，面色萎黄，咽部稍红，扁桃体Ⅰ度肿大，心肺未见异常，腹软无压痛，肝脾肋下未及。舌淡，苔白，脉浮数无力，指纹色淡。连续3天测血常规均正常。胸部X线片：心肺未见异常。以"发热待查"收入院。

诊断：发热。证属脾胃气虚。

病机分析：患儿素体虚弱，感邪后气阳郁于肌表，邪气留连卫气之间，热势缠绵不解，日久损伤阳气，神疲，面色萎黄，舌淡，苔白，脉浮数无力，指纹色淡均为脾胃气虚之征。

治则：健脾益气，佐以清热。

处方：补脾经、运内八卦、摩腹、分腹阴阳、揉足三里、揉脾俞、清天河水、运板门、分推腹阴阳、逆时针摩腹、推上七节骨、补大肠、板门推向横纹。每日2次。

【预防与护理】

1. 预防

（1）衣着不宜过多　切忌为小儿添加过多衣被，以既不受凉又能保持皮肤干爽为宜。

（2）居室空气要流通   即便室内有空调或供暖，也不宜紧闭门窗。

（3）鼓励饮水   保持口舌滋润，小便通畅、清亮。

（4）注意营养   不宜偏食挑食，可多吃水果，尤其是西瓜，既能补充水分、糖分和维生素，又能清热。此外，还要注意保持大便通畅。

2. 饮食护理   饮食护理的原则是选择易消化、富有营养的饮食，少量多次饮水，避免强求小儿饮食而导致进食过量使胃肠负担过重。发热时小儿体内各种营养素的消耗均增加，发热又使消化液产生减少，再加上小儿的胃肠功能本身就弱，导致小儿的胃肠功能降低。所以，发热的小儿很容易出现食欲减退、恶心、呕吐、腹痛和腹泻等症状。病程长、持续高热的孩子更应注意补充营养，因此，在每次热退后，精神、食欲好转时应及时给孩子加餐。食物要软、易消化、清淡，如米汤、稀粥、乳制品、豆制品、蔬菜、面条等。发热是一种消耗性疾病，因此还应给小儿补充含高蛋白的食物，如肉、鱼、蛋等，但要尽可能忌食油腻食物，也可吃少量水果。饮水、饮食都要少量多次，切不可暴饮暴食。

【按语】

小儿高热惊厥多见于 4 岁以下的小儿，因神经系统未完善，一旦发热超过 40℃，便会出现两眼上翻或斜视、凝视、四肢强直并阵阵抽动，面部肌肉也会不时抽动，伴神志不清、大小便失禁等。小儿发生高热惊厥时，一般不会自行咬伤舌头，不用向其口中填塞任何物品。对于清醒后的小儿，可给予足量的糖盐水，以补充因高热出汗丢失的水分。

若经上述处理，小儿仍不断抽搐超过 10 分钟以上，则应立即送医院治疗，以免抽搐时间过长发生意外或使大脑受到不可逆的损伤。送孩子去医院的途中，还需时时注意保持孩子呼吸道通畅，让面部侧仰，以防呕吐物呛入气管。

小结

发热是指小儿口腔温度 >37.5℃，或肛温 >38℃，或一天中体温波动超过 1.0℃。

本病分为外感发热、阴虚内热、肺胃实热、气虚发热 4 种类型。

治疗上分别予以清热解表，发散外邪；滋阴清热；清泄里热，理气消食；健脾益气，佐以清热。

【思考题】

1. 发热的概念及诊断要点是什么？

2. 发热的 4 大类型及其诊断要点是什么？

3. 简述发热 4 大类型的治则及推拿方法。

第四节   哮   喘

【导学】本节主要介绍哮喘的基本概念、病因病机、临床表现、诊断及鉴别诊断、分证推拿治疗及其预防与护理要点等。

学习重点   哮喘的概念、病因病机及分证推拿治疗。

学习要求

1. 掌握哮喘的概念、病因病机及分证推拿治疗。

2. 熟悉哮喘的临床表现、诊断及鉴别诊断。

3. 了解哮喘的预防与护理要点。

哮喘是小儿时期的常见肺系疾病，是一种反复发作的哮鸣气喘疾病。临床以发作时喘促气急、喉间痰吼哮鸣、呼气延长，严重时张口抬肩、难以平卧、唇口青紫为特征。常在清晨或夜间发作或加重。本病包括了西医学所称的喘息性支气管炎、支气管哮喘。本病具有明显的遗传倾向，初发年龄以 1～6 岁多见。大多数患儿经治疗能缓解或自行缓解，在正确的治疗和调护下，随年龄增长，大多可以治愈。但长时间反复发作，会影响到肺功能，甚至造成肺肾两虚，喘息持续，难以缓解，或反复发作，甚至终身不愈。本病以冬季或气候变化时易于发作。

【病因病机】

1. 禀赋不足　由于先天禀赋不足，脏腑功能失调导致宿痰停聚于患儿的肺经，痰湿或痰热伏于患儿肺内而成为哮喘的宿根，为哮喘病的内因。

2. 痰湿停聚　哮喘主要原因是肺系一向有痰湿停聚，当体质虚弱，感受邪气，引起气动痰升，阻塞肺络，而致肺失肃降，出现痰鸣、喘逆、呼吸困难等。

3. 感受风寒　因感受风寒，肺虚卫外不固，风寒外邪易于侵入，痰浊阻于气道而致。

另外，西医学认为，本病的发生主要由于机体过敏所致，由于过敏原（如花粉、油漆、鱼虾、煤气、细菌等）致使细小支气管平滑肌发生痉挛，而产生一系列症状。过度疲劳、情绪冲动等也常为本病的诱发因素。

【临床表现】

1. 风寒袭肺　喘急胸闷，伴有咳嗽，咯痰稀薄，色白多沫，形寒肢冷。舌淡苔薄白，脉浮紧。

2. 风热犯肺　喘促气粗，咳嗽痰黄而黏稠，口渴喜冷饮，胸闷烦躁，汗出，甚则发热面红。舌质红苔黄，脉浮数。

3. 肺脾气虚　多反复感冒，喘促气短，言语无力，咳声低弱，自汗畏风，或咽喉不利，面白少华。舌质淡，苔薄白，脉细软。

4. 脾肾阳虚　喘促日久，呼长吸短，动则喘息更甚，形瘦神疲，气不得续，腹胀纳差，大便溏泻。舌质淡，苔薄白，脉沉细。

5. 肺脾阴虚　咳嗽时作，喘促乏力，咳痰不爽，面色潮红，盗汗，消瘦气短，手足心热。舌质红，苔花剥，脉细数。

【诊断与鉴别诊断】

1. 诊断要点

（1）常突然发作，发作时喘促、咳嗽、气喘、呼气延长、喉间痰鸣，甚至不能平卧，烦躁不安，口唇青紫。

（2）有反复发作病史。

（3）发作时肺部出现以呼气相为主的哮鸣音。

（4）发作时肺部出现以吸气相为主的哮鸣音。

（5）经抗哮喘治疗可缓解。

2. 鉴别诊断　需与肺炎喘嗽相鉴别。哮喘以咳嗽、哮鸣、气喘、呼气延长为主症，多数不发热，常反复发作，多有过敏史，两肺有哮鸣音；肺炎喘嗽以发热、咳嗽、气急、鼻扇为主要临床表现，多数发热，两肺多以湿啰音为主。

【治疗】

1. 基础方　揉天突、搓摩胁肋各 300 次，揉定喘、揉肺俞各 200 次，清肺经、推小横纹各 100 次。以宣肺肃肺，降气平喘。

2. 辨证加减

（1）风寒袭肺

①治则：温肺散寒，降气平喘。

②处方：推揉膻中、运内八卦 100 次，推三关、揉外劳宫各 100 次。

③方义：推揉膻中、运内八卦可宽胸降气；推三关、揉外劳宫可温阳散寒。

（2）风热犯肺

①治则：清热宣肺，化痰平喘。

②处方：揉丰隆 100 次，推揉膻中 100 次，揉内劳宫、清天河水 100 次。

③方义：揉丰隆、推揉膻中可化痰平喘，揉内劳宫、清天河水可清热宣肺。

（3）肺脾气虚

①治则：健脾益气，补肺固表。

②处方：补脾经、推三关、揉脾俞、补肺经、揉肺俞、揉足三里各 300 次。

③方义：补脾经、推三关、揉脾俞、揉足三里可健脾益气；补肺经、揉肺俞可益肺固表。

（4）脾肾阳虚

①治则：健脾温肾，固摄纳气。

②处方：补脾经、补肾经、揉脾俞、揉肾俞各 300 次，揉命门、摩揉丹田各 200 次。

③方义：补脾经、补肾经、揉脾俞、揉肾俞可益肺健脾温肾。揉命门、摩揉丹田可温肾补阳，固摄纳气。

（5）肺脾阴虚

①治则：养阴清热，补益肺肾。

②处方：补肺经、补脾经、揉脾俞各 300 次，揉二马、清天河水、揉三阴交各 200 次。

③方义：补肺经、补脾经、揉脾俞可健脾补益肺。清天河水、揉二马、揉三阴交可清热滋阴。

病例分析

李某，男，6 岁。2010 年 3 月初诊。

主诉（家长代诉）：咳喘、呼吸急促两天。

现病史：今年多次感冒。两天前感冒、咳喘，呼吸急促并能听到哮鸣音，痰多。既往无哮喘史。现喘急胸闷，时有咳嗽，咯痰清稀，畏寒肢冷，舌淡苔薄白，脉浮。听诊：两肺满布哮鸣音。

诊断：哮喘，证属风寒犯肺。

病机分析：患儿由于感受风寒，肺虚卫外不固，风寒外邪侵入肺卫，痰浊阻于气道而致本病。

治则：温肺散寒，降气平喘。

处方：推三关、揉外劳宫、运内八卦、推揉膻中。

【预防与护理】

1. 改善环境　消除诱发哮喘的各种因素，如尘螨、蟑螂、动物皮屑及羽毛等诱发气道变应性炎症反应的因素，因此需要经常打扫环境，清洗被褥，避免使用羽毛制成的衣被等。

2. 生活规律　避免过度疲劳，预防呼吸道感染，消除鼻咽、口腔的病灶，适当参加体育活动，但运动量应循序渐进，并应得到医生的指导。

3. 用中药预防发作　在发作间歇期，主张扶正培本，采用健脾益气补肾之法，并根据不同类型给予辨证论治。在发作期一般以麻黄为主药，寒证配以干姜、细辛、五味子；热证多配以石膏、黄芩。在缓解期，对肺虚型可用参芪汤和玉屏风散；脾虚者可用六君子汤；肾虚者可用六味地黄丸加减，或左归饮、右归饮或金匮肾气丸加减。

【按语】

推拿可以扶正祛邪，本病的治疗应重视缓解期的扶正治本，所以推拿是治疗哮喘的重要辅助疗法。哮喘多因禀赋不足，肺脾肾虚，外感风寒、风热邪气所致，小儿推拿能够很好地改善幼儿体质，增强免疫力，对预防哮喘的发生有较好的作用。同时，本病的治疗应该根据中医辨证选用中药和针灸等多种方法综合治疗。

小结

小儿哮喘是儿童常见的慢性呼吸道疾病。根据近年全国流行病学调查显示，儿童哮喘患病率呈上升趋势，平均每10年增加约5%。据2010年统计，我国14岁以下儿童哮喘发病率约为3.02%。由于哮喘常反复发作，难以根治，所以严重影响患儿的身心健康，也给患儿家长带来了沉重的经济负担和精神压力。然而，小儿哮喘也不是不可战胜的，只要了解哮喘的起因，掌握正确的预防和控制方法，就可以有效地减少哮喘的发病次数和发病程度，逐渐摆脱哮喘的困扰。

哮喘的辨证，首先应分清虚实。《景岳全书》指出："实喘者有邪，邪气实也；虚喘者无邪，元气虚也。"一般而言，实证起病较急，病程较短，呼吸深长息粗，痰鸣有声，以呼出为快，其病在肺；虚证起病较缓，病程较长，呼吸短促难续，声音低微，以深吸为快，或动则气喘，其症时轻时重，其病在肺、肾两脏。

治疗上，风寒袭肺者宜温肺散寒，降气平喘；风热犯肺者宜清热宣肺，化痰平喘；肺脾气虚者治以健脾益气，补肺固表；脾肾阳虚者治以健脾温肾，固摄纳气；肺脾阴虚者治以养阴清热，补益肺肾。

【思考题】

1. 小儿哮喘的病因病机是什么？
2. 运用小儿推拿治疗小儿哮喘的基本处方是什么？
3. 运用小儿推拿治疗风寒袭肺型小儿哮喘时，其治则、处方与方义是什么？
4. 运用小儿推拿治疗风热犯肺型小儿哮喘时，其治则、处方与方义是什么？
5. 运用小儿推拿治疗肺脾气虚型小儿哮喘时，其治则、处方与方义是什么？
6. 运用小儿推拿治疗肺脾阳虚型小儿哮喘时，其治则、处方与方义是什么？
7. 运用小儿推拿治疗肺脾阴虚型小儿哮喘时，其治则、处方与方义是什么？

第五节　呕　吐

【导学】本节主要介绍呕吐的基本概念、病因病机、临床表现、诊断及鉴别诊断、分证推拿治疗及其预防与护理要点等。

学习重点　呕吐的概念、病因病机及分证推拿治疗。

学习要求

1. 掌握呕吐的概念、病因病机及分证推拿治疗。

2. 熟悉呕吐的临床表现、诊断及鉴别诊断。

3. 了解呕吐的预防与护理要点。

呕吐是脾胃系疾患的一个常见证候，是机体的一种本能反应，常因胃失和降，气逆于上，以致乳食由胃经口而出的一种症状。多因伤食、胃寒、胃热等引起，呕吐可见于多种消化道疾病中，如急性胃炎、胃肠功能紊乱等。本病无年龄限制，但夏秋季节易于患病。治疗后，多数预后良好。本病相当于西医学的急慢性胃炎、消化不良、胃肠功能紊乱等疾病。

中医古籍中对本病有专门记载。胃为水谷之海，以降为和，小儿脾胃薄弱，凡外感六淫，侵扰及胃，或饮食过多，饥饱不节，或恣食生冷油腻食物，损伤脾胃，运化失司，胃失和降，气逆于上则发为呕吐。《素问·举痛论》谓："寒气客于肠胃，厥逆上出，固痛而呕吐。"《诸病源候论·呕吐逆论》提出："儿啼未定，气息未调，乳母忽遽以乳饮之。"可见呕吐是病起于胃，而伤于饮食。

【病因病机】

1. 伤食吐　乳食不节，停滞中脘，胃失和降，浊气上逆，呕吐不消化食物，或胃不腐熟，脾失运化，宿食停积，呕吐酸馊乳食。

2. 热吐　热结胃中，热则生火，所谓："诸逆冲上，皆属于火。"食入即吐。

3. 寒吐　本证多属于禀赋不足，脾胃虚寒，体虚中寒则脾阳失展，运化失职，以致乳食停积，痰水潴留，久而上逆，发为呕吐，食久方吐。

4. 惊恐吐　小儿神气怯弱，易受惊吓。若骤见异物，暴受惊恐，惊则气乱，恐则气下，以致气机逆乱，胃气上逆，而发生呕吐。

西医学认为，呕吐是机体的一种本能反应，可将食入胃内的有害物质排出体外，从而起到保护作用。但大多数情况并非如此，如急性胃炎、胃肠痉挛等，频繁而剧烈的呕吐可妨碍饮食，导致脱水引起电解质紊乱、酸碱平衡失调、营养障碍等，对机体有更多的危害。

【临床表现】

1. 伤食吐　呕吐酸馊频繁，口气秽臭，胸闷厌食，肚腹胀满，大便酸臭，或溏或秘。舌苔厚腻，脉滑，指纹滞。

2. 热吐　食入即吐，呕吐物酸臭，身热口渴，烦躁不安，大便臭秽或秘结，小便黄赤，唇色红而干。舌苔黄腻，指纹色紫。

3. 寒吐　饮食稍多即吐，时作时止，呕吐完谷不化，面色㿠白，四肢欠温，腹痛喜暖，大便溏薄。舌淡薄白，指纹色红。

4. 惊恐吐　暴受惊恐或跌仆惊吓之后，呕吐清涎，心神烦乱，神态紧张，睡卧不安，面色青白，或惊惕哭闹，脉弦数，指纹青紫。

【诊断与鉴别诊断】

1. 诊断要点

（1）多见于伤乳、伤食，或腹部受寒后。

（2）呕吐，肚腹胀满。

（3）查体腹部膨胀、压痛。

2. 鉴别诊断

（1）胃源性呕吐 见于各型胃炎，有恶心先兆，进食后即吐，呕吐后常感轻松。

（2）反射性呕吐 见于腹腔脏器急性炎症，呕吐物有异味。

（3）梗阻性呕吐 呕吐隔餐或隔日食物，并含腐臭味，见于幽门梗阻；呕吐物为黄绿色液体，可有粪臭味，见于肠梗阻。

【治疗】

1. 基础方 补脾经、横纹推向板门、运内八卦各200次，揉中脘、分腹阴阳、按揉足三里各100次。以达和胃降逆之效。

2. 辨证加减

（1）伤食吐

①治则：消食导滞，和中降逆。

②处方：补脾经、揉板门、横纹推向板门、运内八卦各200次，揉中脘、分腹阴阳、按揉足三里各100次。

③方义：补脾经、揉中脘、按揉足三里，可健脾和胃以助运化；揉板门、运内八卦，可宽胸理气，消食导滞；分腹阴阳、横纹推向板门，可降逆止呕。

（2）热吐

①治则：清热和胃，降逆止呕。

②处方：清脾经、清胃经、推天柱骨、退六腑各200次，运内八卦、横纹推向板门各200次，清大肠、推下七节骨各100次。

③方义：清脾经、清胃经，配推天柱骨，可清中焦积热，和胃降逆止呕；退六腑，加强清热作用；运内八卦、横纹推向板门，可宽胸理气，和胃止呕；清大肠，推下七节骨，可泻热通便，使胃气得以通降下行。

（3）寒吐

①治则：温中散寒，和胃降逆。

②处方：补脾经、揉中脘、推天柱骨、横纹推向板门各200次，揉外劳宫、推三关各100次。

③方义：补脾经、揉中脘，可健脾和胃，温中散寒，降逆止呕；推天柱骨可和胃降逆，祛寒止呕；配横纹推向板门，善止一切呕吐；推三关、揉外劳宫，可温阳散寒，以加强温中作用。

（4）惊恐吐

①治法：镇惊止吐。

②处方：补脾经、运内八卦、清肝经、掐心经、分手阴阳、揉小天心、推膻中、按百会。

③方义：分手阴阳、揉小天心可宁心安神；补脾经、运内八卦可补益心气，镇静安神；推膻中可宽胸理气；按百会、清肝经、掐心经能增强安神镇惊的作用。

病例分析

刘某，男，5岁。2003年3月初诊。

主诉（家长代诉）：食入即吐2天。

现病史：患儿2天前出现食入即吐，恶心，呕吐物酸臭，身热口渴，烦躁不安，大便臭秽或秘结，小便黄赤，唇色红而干，苔黄腻，指纹色紫。

诊断：呕吐。证属热吐。

病机分析：患儿脾胃升降失司，胃气上逆而发生食入即吐；吐物酸臭为食物未化，乃乳食不节，积滞中脘而致；身热口渴、烦躁不安为热结胃中；唇色红而干，苔黄腻，指纹色紫为食积内热之外候。

治则：清热和胃，降逆止呕。

处方：清脾经，清胃经，清大肠，退六腑，运内八卦，横纹推向板门，推天柱骨，推下七节骨。

【预防与护理】

1. 呕吐较重时应禁食4～6小时或6～8小时。可适当饮生姜水或米汤，必要时静脉输液。
2. 禁食过后宜食用清淡易消化食物，注意量宜少，食物种类不宜过杂。
3. 保持安静，注意体位，防止呕吐物吸入气管。
4. 乳婴儿注意喂养，包括乳汁量、浓度、喂养姿势等。

【按语】

古人称有声有物谓之呕，有物无声谓之吐，有声无物谓之哕。而呕吐常常同时出现，故合称呕吐。推拿对于小儿呕吐的疗效较好，在排除其他器质性病变后，可作为首选方法。呕吐较重者可适当配合中西药物治疗。另外，小儿胃脏娇嫩，贲门松弛，如果喂养不当，吸入过多空气，或喂乳过多，出现乳后有少量乳汁倒流口腔，从口角溢出，此称为溢乳，不属病态。

小结

呕吐是脾胃系疾患中的一个常见证候，是机体的一种本能反应，是因胃失和降，气逆于上，以致乳食由胃经口而出的一种症状。多因伤食、胃寒、胃热等引起。呕吐可见于多种消化道疾病中，如急性胃炎、胃肠功能紊乱等。本病无年龄限制，但夏秋季节易于患病。本病预后较好。

本病病因主要有伤食吐：乳食不节，停滞中脘，胃失和降，浊气上逆，呕吐不消化食物，或胃不腐熟，脾失运化，宿食停积，呕吐酸馊乳食。热吐：热结胃中，热则生火，食入即吐。寒吐：多属于禀赋不足，脾胃虚寒，体虚中寒则脾阳失展，运化失职，以致乳食停积，痰水潴留，久而上逆，发为呕吐，食久方吐。

治疗上，伤食吐者，治以消食导滞，和中降逆；热吐者，治以清热和胃，降逆止呕；寒吐者，治以温中散寒，和胃降逆。

【思考题】

1. 呕吐的病因病机是什么？
2. 运用小儿推拿治疗呕吐时，其基本处方是什么？

3. 运用小儿推拿治疗伤食吐时，其治则、处方与方义是什么？

4. 运用小儿推拿治疗热吐时，其治则、处方与方义是什么？

5. 运用小儿推拿治疗寒吐时，其治则、处方与方义是什么？

第六节　流　涎

【导学】本节主要介绍流涎的基本概念、病因病机、临床表现、诊断及鉴别诊断、分证推拿治疗及其预防与护理要点等。

学习重点　流涎的概念、病因病机及分证推拿治疗。

学习要求

1. 掌握流涎的概念、病因病机及分证推拿治疗。

2. 熟悉流涎的临床表现、诊断及鉴别诊断。

3. 了解流涎的预防与护理要点。

流涎是指小儿唾液过多而引起口涎外流的一种常见病。多由于饮食不当，如喂养母乳过热，而致脾胃湿热，熏蒸于口，或脾胃虚弱、固摄失职等引起唾液从口内外流而发病。流涎多见于口腔疾患中，如小儿口、咽黏膜炎症等均可引起。本病一年四季都可发生，尤以夏季为多。多见于 1 岁左右的婴儿，常发生在断奶前后。早期推拿治疗效果良好，多数预后良好，部分可反复发作。本病相当于西医学的口腔咽黏膜炎等疾病。中医古籍中对本病有专门记载，《素问·宣明五气》："脾为涎。"脾胃虚弱，脾胃湿热或内有虫积，脑瘫或癫痫病发作均可致口角流涎。

【病因病机】

1. 先天脾虚之涎　先天不足，后天失养，脾胃虚弱，固摄失职，口液外流。

2. 后天脾热之涎　后天喂之母乳过热，或嗜食辛辣之物，以致脾胃湿热，熏蒸于口，流涎不止。

西医学认为，口腔黏膜炎症及神经麻痹、延髓麻痹、脑炎后遗症等神经系统疾病，因唾液分泌过多，或吞咽障碍常致流涎。

【临床表现】

1. 脾胃湿热　流涎黏稠，口气臭秽，食欲不振，腹胀，大便秘结或热臭，小便黄赤。舌红，苔黄腻，脉滑数，指纹色紫。

2. 脾胃虚弱　流涎清稀，口淡无味，面色萎黄，肌肉消瘦，懒言乏力，饮食减少，大便稀薄。舌淡，苔薄白，脉虚弱，指纹淡红。

【诊断与鉴别诊断】

1. 诊断要点

（1）多见于 1 岁左右的婴儿，常发生在断奶前后。

（2）口水较多，不自主流出。

（3）出生后 4～6 个月多为生理性流涎。

（4）检查有无口腔疾患及神经疾患。

2. 鉴别诊断

（1）生理性流涎　小儿出生 4～6 个月，口中没有牙齿，舌短而宽，食物刺激后易流口水；

乳牙萌生，刺激牙龈感觉神经产生口水。

（2）病理性流涎 腮腺损伤、口腔炎、神经系统疾患等引起。

【治疗】

1. 基础方 清（补）脾经 200 次，摩腹、揉足三里各 100 次，捏脊 30 次，以达健脾化湿之效。

2. 辨证加减

（1）脾胃湿热

①治则：清脾胃湿热。

②处方：清脾经、清胃经、清大肠、清天河水各 200 次，掐揉四横纹、掐揉小横纹各 200 次，揉总筋、摩腹各 100 次。

③方义：清脾经、清胃经、清大肠、清天河水能清脾胃之湿热；掐揉四横纹、掐揉小横纹有消胀、散结、调和脾胃之功能；揉总筋能清心火，消口舌生疮之患；摩腹能理气健脾，改善脾胃之功能。

（2）脾胃虚弱

①治则：健脾益气，固摄升提。

②处方：补脾经、补肺经、补肾经各 200 次，运内八卦、推三关、摩腹、揉足三里、揉百会各 100 次，捏脊 30 次。

③方义：补脾经、补肺经、补肾经能益气健脾，调理先天之不足；运内八卦、推三关能补气行气，助阳散寒；揉百会能固摄升提；摩腹、揉足三里、捏脊能健脾胃、消食，是小儿重要的保健方法。

【预防与护理】

1. 患该病后，大人不宜用手捏患儿腮部。

2. 患儿下颌部及前颈、胸前部宜保持干燥。

3. 忌食过咸、过酸食物，以及辛辣刺激之品。饮食宜清淡，多食富含维生素、蛋白质的食物。

【按语】

推拿治疗本病疗效好，能改善症状，甚至治愈。婴儿的口腔浅，不会控制口腔的唾液，在新生儿期，唾液腺不发达，到第 5 个月以后，唾液分泌量增加，流涎增多；6 个月时，牙齿萌出，对牙龈三叉神经的机械性刺激使唾液分泌增多，流涎增多。以上流涎增多，均属生理现象，不应视作病态。

病例分析

郑某，男，7 个月。2004 年 9 月初诊。

主诉（家长代诉）：流涎过多两个月。

现病史：患儿两个月前流涎异常增多，流涎黏稠，口气臭秽，食欲不振，腹胀，大便臭，小便黄赤。舌红，苔黄腻，脉滑数，指纹色紫。

诊断：流涎。证属脾胃湿热。

病机分析：脾胃湿热，熏蒸于口则患儿流涎、口水黏稠；脾为湿困，而失运化，胃气上逆，则口气臭秽、食欲不振及腹胀；湿热下注则小便黄赤；舌红苔黄腻、指纹色紫为湿热之象。

治则：清脾胃湿热。

处方：清脾经、清胃经、清大肠、清天河水、掐揉四横纹、掐揉小横纹、揉总筋、摩腹。

小结

流涎是指小儿唾液过多而引起口涎外流的一种常见病。多由于饮食不当，脾胃湿热，熏蒸于口，或脾胃虚弱、固摄失职，引起唾液从口内外流而发病。流涎多见于口腔疾患中，如小儿口、咽黏膜炎症等均可引起。本病一年四季都可发生，尤以夏季为多。多见于 1 岁左右的婴儿，常发生在断奶前后。早期推拿治疗效果良好。

本病病因主要有先天脾虚、后天脾热之流涎。先天脾虚之流涎：先天不足，后天失养，脾胃虚弱，固摄失职，口涎外流。后天脾热之流涎：后天喂食母乳过热，或嗜食辛辣之物，以致脾胃湿热，熏蒸于口，流涎不止。

治疗上，脾虚之流涎者，治以健脾益气，固摄升提；脾胃湿热之流涎者，治以清脾胃湿热。

【思考题】

1. 流涎的病因病机是什么？
2. 运用小儿推拿治疗流涎的基本处方是什么？
3. 运用小儿推拿治疗脾胃湿热之流涎时，其治则、处方与方义是什么？
4. 运用小儿推拿治疗脾胃虚弱之流涎时，其治则、处方与方义是什么？

第七节　便　秘

【导学】本节主要介绍便秘的基本概念、病因病机、临床表现、诊断及鉴别诊断、分证推拿治疗及其预防与护理要点等。

学习重点　便秘的病因病机及分证推拿治疗。

学习要求

1. 掌握便秘的病因病机及分证推拿治疗。
2. 熟悉便秘的基本概念、临床表现、诊断及鉴别诊断。
3. 了解便秘的预防与调护。

便秘是指大便秘结不通，排便时间延长，或欲大便而排时不爽，艰涩难以排出。便秘本身不是一个独立的疾病，是某种疾病的一个症状，既可单独出现，又可继发于其他疾病过程之中。单独出现的便秘，多为习惯性便秘，与体质、饮食习惯及生活无规律有关；突然改变生活环境，或过食辛辣香燥，或饮食过于精细均可发生一时性便秘。其他疾病过程中所表现的便秘，多见于某些器质性疾病，如先天性巨结肠。本病相当于西医学中的功能性便秘。

【病因病机】

1. 邪滞大肠　素体阳盛，或热病之后，余热留恋，或肺热肺燥，下移大肠，或过食厚味辛辣，或过服热药均可致肠胃积热，耗伤津液，肠道干涩失润，粪质干燥，难以排出，形成"热秘"。如《景岳全书·秘结》曰："阳结证，必因邪火有余，以致津液干燥。"如恣食生冷，凝滞胃肠；或外感寒邪，直中肠胃；或过服寒凉，阴寒内结均可导致阴寒内盛，凝滞胃肠，传导失常，糟粕不行，形成"冷秘"。如《金匮翼·便秘》曰："冷秘者，寒冷之气，横于肠胃，凝阴固结，阳气不行，津液不通。"

2. 气虚津亏　饮食劳倦，脾胃受损；或素体虚弱，阳气不足；或病后体虚，正气未复；或过食生冷，损伤阳气；或苦寒攻伐，伤阳耗气均可导致气虚阳衰，气虚则大肠传导无力，阳虚则肠道失于温煦，阴寒内结，便下无力，使排便时间延长，形成便秘。如《景岳全书·秘结》曰："凡下焦阳虚，则阳气不行，阳气不行则不能传送，而阴凝于下，此阳虚而阴结也。"如素体阴虚，津亏血少；或病后体虚，阴血虚少；或失血夺汗，伤津亡血；或过食辛香燥热，损耗阴血均可导致阴亏血少，血虚则大肠不荣，阴亏则大肠干涩，肠道失润，大便干结，便下困难，而成便秘。如《医宗必读·大便不通》说："更有老年津液干枯，妇人产后亡血，及发汗利小便，病后血气未复，皆能秘结。"

【临床表现】

1. 实秘　大便干结，食少，腹胀腹痛，口干口臭，面红身热，心烦不安，多汗，时欲饮冷，小便短赤，苔黄厚，指纹色紫，为肠胃积热；大便干涩，难以排出，腹中攻满，喜温恶寒，四肢不温，或呃逆呕吐。苔白，指纹色淡，为阴寒积滞。

2. 虚秘　虽有便意，但临厕努挣难排，汗出，气短乏力，面白神疲，肢倦懒言。苔薄白，指纹色淡，为气虚便秘；大便干结，努挣难下，面白无华，口干心烦，潮热盗汗，为血虚津亏之便秘。

【诊断与鉴别诊断】

1. 诊断要点

（1）有排便疼痛或排便困难病史。

（2）大便干燥坚硬，秘结不通，或虽有便意但排便仍困难。

（3）排便时间间隔延长，3天以上1次或每周排便 ≤ 2次。

（4）直肠内存在大量粪便团块，或有大量粪便潴留史，或有与粪便潴留有关的姿势。至少出现上述两项，持续1个月以上。

2. 鉴别诊断

（1）先天性巨结肠　小儿先天性肠道畸形，主要表现为胎粪排出延迟，顽固性腹胀、便秘，呈进行性加重；常有营养不良，食欲不振，高度腹胀；肛肠指检有空虚感或裹手感；钡剂灌肠 X线检查显示近直肠 - 乙状结肠处狭窄，上段结肠异常扩大。

（2）肛裂　肛管皮肤破裂形成棱形裂口或溃疡，以排便时刀割样疼痛、便时出血为特点，反复发作，患儿常因疼痛而忍便，长期忍便就会导致大便干结形成便秘。

【治疗】

1. 基础方　清补脾经、按揉足三里、摩腹 300 次，按揉膊阳池 100 次，捏脊 20 次，以达健脾调中、理气通腹之效。

2. 辨证加减

（1）实秘

①治则：调理脾胃，消积导滞。

②处方：清大肠、摩腹各 300 次，清补脾经（清后加补）、退六腑、运内八卦各 200 次，按

揉膊阳池、推下七节骨各 100 次，按揉足三里、搓摩胁肋、捏脊各 20 次。

③方义：清补脾经、摩腹、捏脊、按揉足三里具有健脾助运之功；运内八卦、搓摩胁肋能疏肝理气、调理脾胃；清大肠、退六腑、按揉膊阳池及推下七节骨能消积导滞。

（2）虚秘

①治则：健脾益气，养血滋阴。

②处方：补脾经、推三关、摩腹各 300 次，补肾经、清大肠各 200 次，按揉膊阳池、揉上马、按揉足三里、捏脊各 20 次。

③方义：补脾经、推三关、摩腹、捏脊、按揉足三里能健脾调中、益气养血；补肾经、清大肠、按揉膊阳池及揉上马能滋阴润燥。

病例分析

李某，男，5 岁。2008 年 10 月 20 日初诊。

主诉（家长代诉）：大便 3 天未解，腹胀、心烦不安 1 天。

现病史：患儿平素有偏食习惯，饮食过于精细，喜食辛辣味重之物，吃饭时只用少许肉食菜类下饭，不爱吃水果、蔬菜类食物。现症见：大便不解，食少腹胀，时有腹部胀痛，口干口臭，心烦不安，时欲饮冷，小便短赤。查体：腹膨，腹软，无压痛及反跳痛，舌质红，苔黄厚，指纹色紫。

诊断：便秘。证属肠胃积热之实秘。

病机分析：因过食厚味辛辣，致肠胃积热，耗伤津液，肠道干涩失润，故大便难以排出，腹中胀满或胀痛；糟粕内停，脾气不运，故食少；积热熏蒸于上，故口干口臭；热盛于内，故心烦不安，时欲饮冷；热移于膀胱，故小便短赤。舌质红，苔黄厚，指纹色紫均为热已伤津化燥之征。

治则：调理脾胃，消积导滞。

处方：清补脾经（清后加补）、清大肠、退六腑、运内八卦、按揉膊阳池、摩腹、捏脊、按揉足三里、推下七节骨、搓摩胁肋。并嘱患儿多吃蔬菜、多喝水。

【预防与护理】

1. 对于以奶粉喂养为主的婴幼儿，奶粉宜调稀一些，并加适量果汁或蔬菜汁。对于断奶后的小儿，主食不宜过于精细，鼓励宝宝多吃富含纤维素的蔬菜及香蕉、梨、苹果等水果，并应多饮水。

2. 少食辛辣香燥等易于上火之品。

3. 养成一个良好的定时排便习惯，改掉拿着书如厕等不良习惯。

4. 积极锻炼身体，多运动，保持每天有足够的运动量。

5. 及时治疗原发疾病，如先天性巨结肠、过敏性结肠炎等。

【按语】

由于腑气不通，浊气不降，便秘常可引起腹胀腹痛、头昏脑涨、食欲减退、睡眠不安等，便秘日久可引起肛裂。推拿对于单纯性便秘疗效较好。摩腹及推下七节骨具有较好的通便作用，尤其适应于实秘患儿。应用摩腹手法时，手法宜轻，时间稍长。临床上如推拿治疗一两次而疗效欠佳时需配合中药治疗。临床上部分患儿可能是由于先天性巨结肠引起，推拿仅仅是辅助治疗，因此必要时需到胃肠外科诊治。

小结

便秘是指大便秘结不通，排便时间延长，或欲大便而排时不爽，艰涩难以排出。便秘本身不是一个独立的疾病，是某种疾病的一个症状，常继发于其他疾病过程之中。便秘通常分为实秘与虚秘。冷秘、热秘属实，阴阳气血不足所致的便秘属虚。实秘多因邪滞大肠，腑气闭塞不通；虚秘多因肠道津亏，或气虚无力输送大便，导致大肠传导功能失常。虚实之间可以转化，可由虚转实，可因虚致实，而虚实并见。六腑者泻而不藏，以通为常。因此治疗以通下为治疗总则，但不可单用通下，必须审证求因，审因论治，才能从根本上治愈。

实秘以调理脾胃、消积导滞为治疗原则；虚秘重在攻补兼施，宜以健脾益气、养血滋阴为治疗原则。小儿具有脾常不足的生理特点，因此，对于实秘的治疗，脾经操作时须于清法后加用补法。

【思考题】

1. 便秘的病因病机是什么？
2. 运用小儿推拿治疗便秘时，其基本处方是什么？
3. 运用小儿推拿治疗实秘时，其治则、处方与方义是什么？
4. 运用小儿推拿治疗虚秘时，其治则、处方与方义是什么？

第八节　腹　泻

【导学】本节主要介绍腹泻的基本概念、病因病机、临床表现、诊断及鉴别诊断、分证推拿治疗及其预防与护理要点等。

学习重点　腹泻的概念、病因病机及分证推拿治疗。

学习要求

1. 掌握腹泻的概念、病因病机及分证推拿治疗。
2. 熟悉腹泻的预防与护理、诊断。
3. 了解腹泻的西医学范畴及相关检查、鉴别诊断及转归预后。

腹泻是以大便次数增多，粪质稀薄或如水样为特征的一种小儿常见病。本病一年四季均可发生，尤以夏、秋两季发病为多。发病年龄以婴幼儿为主，其中以 6 个月～ 2 岁以下的小儿发病率高。本病轻者如治疗得当，预后良好；重者下泄过度，易见气阴两伤，甚至阴竭阳脱；久泻迁延不愈者，则可影响小儿的营养和发育。重症患儿还可以产生脱水、酸中毒等一系列严重症状，甚至危及生命，故临诊务必注意。本病相当于西医学的急、慢性肠炎及胃肠功能紊乱等疾病。

【病因病机】

引起小儿腹泻的主要原因有：感受外邪、饮食所伤和脾胃虚弱等。病变主脏在脾，病机因素主要是湿，脾虚湿盛、脾胃运化功能失调是导致腹泻的关键。因胃主受纳，腐熟水谷，脾主运化水湿和水谷精微，若脾胃受病，则饮食入胃之后，水谷不化，精微不布，清浊不分，合污而下遂成腹泻。故《幼幼集成·泄泻证治》说："夫泄泻之本，无不由于脾胃。盖胃为水谷之海，而脾主运化，使脾健胃和，则水谷腐化而为气血以行荣卫。若饮食失节，寒温不调，以致脾胃受伤，则水反为湿，谷反为滞，精华之气不能输化，乃致合污下降，而泄泻作矣。"

1. 感受外邪　外邪六淫伤人、肠胃功能失调均能使人腹泻，但其中以湿邪为主，即《难经》所谓："湿多成五泄。"小儿脏腑柔嫩，肌肤薄弱，卫外不固，且冷暖不知自调，更易为外邪侵袭而发病。由于时令气候不同，长夏多湿，故外感腹泻以夏秋多见，其中又以湿热泻最常见，而风寒致泻则四季均有。

2. 内伤乳食　小儿脾常不足，运化力弱，加之喂养不当，饮食失节或不洁，过食生冷瓜果或油腻等难以消化之食物，皆能使脾胃损伤，运化失职，不能腐熟水谷而发生腹泻。如《素问·痹论》所说："饮食自倍，肠胃乃伤。"由于小儿脾常不足，易为食伤，因此在其他各种腹泻证候中亦常兼见伤食证候。临床上，饮食不当与外感湿邪常相互影响，共同为患，正如《景岳全书·泄泻》所云："若饮食失节，起居不时，以致脾胃受伤，则水反为湿，谷反为滞，精华之气不能输化，乃至合污下降而泻痢作矣。"

3. 脾胃虚弱　《景岳全书·泄泻》曰："泄泻之本，无不由于脾胃。"脾主运化，胃主受纳，小儿素体脾虚，或久病迁延不愈，脾胃虚弱，胃弱则腐熟无能，脾虚则运化失职，不能受纳水谷和运化精微，清气下陷，水谷糟粕混杂而下，形成脾虚泄泻。亦有暴泻实证，失治误治，迁延不愈，如风寒、湿热外邪虽解但脾胃受损而转成脾虚泄泻。

【临床表现】

1. 寒湿泻　泻下清稀，甚至如水样，色淡不臭，腹痛肠鸣，脘闷食少，或兼有恶寒发热，鼻塞头痛，小便清长。苔薄白或白腻，脉濡缓，指纹色红。

2. 湿热泻　大便水样，或如蛋花汤样，气味秽臭，或见少许黏液，泻下急迫，势如水注，或泻而不爽，腹痛时作，食欲不振，或伴呕恶，神疲乏力，或发热烦躁，口渴，小便短赤。舌质红，苔黄腻，脉滑数，指纹紫。

3. 伤食泻　腹痛肠鸣，泻后痛减，大便稀溏，夹有乳凝块或食物残渣，气味酸臭，或臭如败卵，脘腹痞满，嗳气酸馊，或有呕吐，不思乳食，夜卧不安。舌苔垢浊或厚腻，或微黄，脉滑实，指纹滞。

4. 脾虚泻　大便时溏时泻，色淡不臭，多于食后作泻，时轻时重，反复发作，稍有饮食不慎，大便次数即增多，夹见水谷不化。饮食减少，脘腹胀闷不舒，面色萎黄，肢倦乏力，形体消瘦。舌淡苔白，脉缓弱，指纹淡。

【诊断与鉴别诊断】

1. 诊断要点

（1）有乳食不节或饮食不洁，以及感受风寒、时邪病史。

（2）大便次数增多，粪质清稀，甚则如水样。粪呈淡黄色或清水样；或夹奶块及不消化物，如同蛋花汤；或黄绿稀溏，或色褐而臭，夹少量黏液。可伴有恶心、呕吐、腹痛、发热、口渴等症。

（3）重症腹泻，可见小便短少、高热烦渴、神疲萎靡、皮肤干瘪、囟门凹陷、目眶下陷、啼哭无泪等脱水征，以及口唇樱红、呼吸深长、腹胀等酸碱平衡失调和电解质紊乱的表现。

（4）大便镜检，可见脂肪球或少量白细胞、红细胞。

（5）大便病原学检查，可有轮状病毒等病毒检测阳性，或致病性大肠杆菌等细菌培养阳性。

2. 鉴别诊断　痢疾（细菌性痢疾）急性起病，便次频多，大便稀，有黏冻脓血，腹痛明显，里急后重。大便常规检查脓细胞、红细胞多，可找到吞噬细胞；大便培养有痢疾杆菌生长。

【治疗】

1. 基础方　补脾经、补大肠、摩腹、揉天枢各 300 次，推上七节骨、揉龟尾各 100 次，以达理肠止泻之效。

2. 辨证加减

（1）寒湿泻

①治则：散寒化湿，温中止泻。

②处方：推三关、揉外劳宫、摩腹、补脾经、补大肠各 300 次，揉龟尾 100 次。

③方义：推三关、揉外劳宫能温中散寒；补脾经、补大肠、摩腹能健脾化湿；揉龟尾能理肠止泻。全方共奏散寒化湿、温中止泻之功。

（2）湿热泻

①治则：清热利湿，分利止泻。

②处方：清大肠、退六腑各 300 次，清补脾经、清胃经各 200 次，推下七节骨、揉龟尾各 100 次。

③方义：清大肠、退六腑能清泻肠道湿热；清胃经、清补脾经能泻脾胃湿热；推下七节骨能泻热通便；揉龟尾能理肠止泻。全方共奏清热利湿、分利止泻之功。

（3）伤食泻

①治则：消食导滞，助运止泻。

②处方：补脾经、运内八卦、摩腹各 300 次，清胃、清大肠、退六腑各 200 次，揉龟尾 100 次。

③方义：补脾经能健脾消食；运内八卦能消宿食、降胃逆；摩腹善消宿食；清胃、清大肠、退六腑能清胃热、消食导滞；揉龟尾能理肠止泻。全方共奏消食导滞、助运止泻之功。

（4）脾虚泻

①治则：健脾益胃，温阳止泻。

②处方：补脾经、补大肠、摩腹各 300 次，揉外劳宫 200 次，推上七节骨、揉龟尾各 100 次，捏脊 20 次。

③方义：补脾经与补大肠能健脾益气；揉外劳宫能温中健脾；摩腹、捏脊能温阳消食；推上七节骨、揉龟尾能理肠止泻。

病例分析

韦某，女，9 个月。2009 年 3 月 16 日初诊。

主诉（家长代诉）：腹泻 5 天。

现病史：5 日前因天气时冷时热致夜间腹部受寒引起腹泻，每日 8～10 次，泻下清稀，色淡不臭，饮食尚可。查体：腹软无压痛。苔薄腻，脉濡缓，指纹色红。

诊断：腹泻。证属寒湿泻。

病机分析：外感寒湿之邪，侵袭肠胃，使脾胃功能失调，运化失常，水谷不化，清浊不分，故腹泻清稀，色淡不臭。指纹色红为外感寒邪，苔薄腻，脉濡缓，为寒湿内盛之象。

治则：散寒化湿，温中止泻。

处方：补脾经，推三关，补大肠，揉外劳宫，摩腹，揉龟尾。

【预防与护理】

1. 注意饮食卫生，食物应新鲜、干净，不吃生冷、变质及不洁的食物，不暴饮暴食。饭前、便后要洗手，餐具要卫生。同时要乳食有节、饥饱有度。

2. 提倡母乳喂养，不宜在夏季及小儿有病时断奶，遵守添加辅食原则，注意科学喂养。

3. 加强户外活动，注意气候变化，防止感受外邪，尤其要避免腹部受凉。

4. 适当控制饮食，减轻脾胃负担。对吐泻严重及伤食泄泻患儿暂时禁食，以后随着病情好转，逐渐增加饮食量。忌食油腻、生冷及不易消化的食物。

5. 保持皮肤清洁干燥，勤换尿布。每次大便后，要用温水清洗臀部，并扑上爽身粉，防止发生红臀。

6. 密切观察病情变化，及早发现腹泻变证，一旦出现高热等变证应抓紧时间，及时采用中西药物治疗。

【按语】

推拿对于乳食所伤及病毒感染引起的腹泻疗效较好，一般推拿治疗每日 1 次，较重时可每日两次，一般治疗 3～5 天即可。脱水患儿要采用液体疗法。对于腹泻脱水的预防，以及轻度、中度脱水，可采用口服补液；中度以上脱水或吐泻重或腹胀的患儿应当静脉补液。

由于小儿稚阳未充、稚阴未长，患腹泻后较成人更易损阴伤阳而发生变证。重症腹泻患儿，泻下过度，易于伤阴耗气，出现气阴两伤，甚至阴伤及阳，导致阴竭阳脱的危重变证。若久泻不止，脾气虚弱，肝旺而生内风，可成慢惊风；脾虚失运，生化乏源，气血不足无以荣养脏腑肌肤，久则可致疳证。

小结

腹泻是以大便次数增多，粪质稀薄或如水样为特征的一种小儿常见病。本病以夏、秋两季发病为多。发病年龄以婴幼儿为主，其中以 6 个月～2 岁以下的小儿发病率高。

引起小儿腹泻的主要原因有：感受外邪、饮食所伤和脾胃虚弱等，但其主要病机因素是湿，脾虚湿盛是导致腹泻发生的关键所在。而湿盛与脾虚又往往互相影响，互为因果，故暴泻迁延日久，每可从实转虚；久泻复因外感、饮食所伤，亦可引起急性发作，表现虚中夹实的证候。

由于腹泻的基本病机为脾虚湿盛，故其治疗原则为运脾化湿。急性暴泻以湿盛为主，应着重化湿，根据寒湿、湿热不同，分别采用散寒化湿、清热利湿之法，佐以健运脾胃；若为伤食泻，则以消食导滞、助运止泻为治疗原则；慢性久泻以脾虚为主，当以健脾益胃为要，佐以温阳化湿。

【思考题】

1. 腹泻的病因病机是什么？
2. 运用小儿推拿治疗泄泻的基本处方是什么？
3. 运用小儿推拿治疗寒湿泻时，其治则、处方与方义是什么？
4. 运用小儿推拿治疗湿热泻时，其治则、处方与方义是什么？
5. 运用小儿推拿治疗伤食泻时，其治则、处方与方义是什么？
6. 运用小儿推拿治疗脾虚泻时，其治则、处方与方义是什么？

第九节　腹　痛

腹痛是指以胃脘以下、耻骨毛际以上部位发生的疼痛。腹痛一证，最早见于《内经》，如《素问·举痛论》曰："寒气客于肠胃之间，膜原之下，血不得散，小络急引故痛""热气留于小肠，肠中痛，瘅热焦渴，则坚干不得出，故痛而闭不通矣"。腹痛为小儿常见证候，可见于任何年龄与季节，婴幼儿不能言语，多表现为无故啼哭，如《古今医统·腹痛》说："小儿腹痛之病，诚为急切。凡初生二三个月及一周之内，多有腹痛之患。无故啼哭不已或夜间啼哭之甚，多是腹痛之故。大都不外寒热二因。"后世一般将腹痛分为寒、热、虚、实四大类，较便于掌握。

导致腹痛的疾病很多。西医学中的胰腺炎、肝炎、胆道疾病、肠梗阻、肠套叠、阑尾炎、腹膜炎、溃疡病穿孔、肠道寄生虫病、急性肾盂肾炎、泌尿系结石、腹腔淋巴结炎等腹部器官的器质性疾病均可出现腹痛。本节所讨论的腹痛主要为功能性腹痛，功能性腹痛主要为再发性腹痛，占腹痛患儿总数的 50%～70%。

【病因病机】

1. 感受寒邪　由于护理不当，衣被单薄，腹部为风寒所侵，或因过食生冷瓜果，中阳受戕。寒主收引，寒凝气滞，则经络不畅，气血不行，不通则痛。

2. 乳食积滞　小儿脾常不足，运化力弱，乳食又不知自节，故易伤食。或因过食油腻厚味，或强进饮食、临卧多食，或误食变质不洁之物，致食积停滞，郁积胃肠，气机壅塞，痞满腹胀腹痛。或平时过食辛辣香燥、膏粱厚味，胃肠积滞，或积滞日久化热，肠中津液不足致燥热闭结，使气机受阻，腑气通降不利，从而发生腹痛。

3. 虫积　由于感染蛔虫，扰动肠中，或窜行胆道，或虫多而扭结成团，阻止气机，不通则痛。

4. 脾胃虚寒　素体脾胃虚弱，脏腑虚冷，或久病脾虚，致使脾阳不振，运化失职，寒湿内停，损伤阳气。阳气不振，温煦失职，阴寒内盛，气机不畅，腹部绵绵作痛。

【临床表现】

1. 寒痛　腹部拘急疼痛，阵阵发作，常于受凉或饮食生冷后发生，痛处喜暖，得温则舒，遇寒痛加，面色苍白，痛甚者额冷汗出，唇色紫暗，肢冷，或兼吐泻，小便清长。舌淡红，苔白滑，指纹色红，脉沉弦紧。

2. 伤食痛　以脘腹胀满、疼痛拒按和不思乳食为主要临床表现，有伤乳伤食病史，伴嗳腐吞酸，或腹痛欲泻，泻后痛减，或大便秘结，或时有呕吐，吐物酸馊，粪便秽臭，夜卧不安，时时啼哭。舌淡红，苔厚腻，指纹紫滞，脉滑。

3. 虫痛　腹痛突然发作，以脐周为甚，时作时止，伴嘈杂吐涎，有时可在腹部摸到蠕动之块状物，时隐时现，有便虫病史。形体消瘦，食欲不佳，或嗜食异物。如蛔虫窜行胆道则痛如钻顶，时作时止，伴见呕吐，甚至吐出蛔虫。

4. 虚寒腹痛　起病缓慢，腹痛绵绵，喜按喜温，病程较长，反复发作，面色少华，精神倦怠，手足清冷，乳食减少，或食后腹胀，大便稀溏，唇舌淡白，指纹淡红，脉沉缓。

【诊断与鉴别诊断】

1. 诊断要点

（1）有感受寒邪、乳食积滞、热结胃肠、气滞血瘀等病史。

（2）以胃脘以下、脐周及耻骨毛际以上部位疼痛为主要特征。

（3）疼痛以阵发性钝痛、隐痛为主，可自行缓解。

2. 鉴别诊断

（1）急性胃肠炎　多有不洁饮食史或受凉史，典型表现为弥漫的痉挛性腹痛、发热、恶心，肠鸣音活跃，轻度弥漫性腹部压痛。

（2）急性胆囊炎　起病常在进油腻食物后，右上腹疼痛并放射至肩背部，并伴有恶心、呕吐、发热。查体：右上腹有压痛和肌紧张，莫氏征阳性。B超显示胆囊增大，壁厚，甚至呈"双边"征，多可见结石。

（3）急性阑尾炎　典型症状为转移性右下腹痛，麦氏点局限性压痛，伴或不伴有反跳痛，伴发热，可有腹膜炎体征，当阑尾穿孔时则出现全腹腹膜炎，此时仍以右下腹体征为重。

（4）肠梗阻　首发症状为突然剧烈的腹部绞痛，腹痛时伴肠鸣，疼痛部位常位于脐周，间歇期无疼痛，腹痛时常立即发生恶心、呕吐，呕吐后腹痛可减轻。

【治疗】

1. 基础方　摩腹 100 次，拿肚角 100 次，以温中健脾、行气止痛。

2. 辨证加减

（1）寒痛

①治则：温中散寒止痛。

②处方：补脾经 300 次，揉一窝风 300 次，揉外劳宫 300 次，推三关 100 次。

③方义：补脾经能温中健脾；揉一窝风可散寒止痛，善治感寒腹痛；揉外劳宫、推三关能温中散寒。

（2）伤食痛

①治则：消食导滞，行气止痛。

②处方：补脾经、清大肠各 300 次，运内八卦、清板门、推四横纹各 200 次。

③方义：补脾经健脾消食；清大肠可清肠胃食积，通腑止痛；运内八卦、推四横纹能消食化滞，理气止痛；清板门可清胃热，通调三焦之气以止痛。

（3）虫痛

①治则：安蛔止痛。

②处方：揉一窝风、揉外劳宫各 300 次，揉中脘 200 次。

③方义：揉一窝风、揉外劳宫能温中安蛔，揉中脘能缓急止痛。

（4）虚寒腹痛

①治则：温中理脾，缓急止痛。

②处方：补脾经 300 次，揉外劳宫、运内八卦各 200 次，捏脊 30 次。

③方义：补脾经、捏脊能健脾助运；揉外劳宫能温中补虚，缓急止痛；运内八卦宽胸理气，调气助运。

病例分析

魏某，女，3岁7个月，2021年3月8日初诊。

主诉（家长代诉）：腹部疼痛3天。

现病史：3天前，患儿因过食炸鸡出现腹部疼痛，脘腹胀满，疼痛拒按，恶心欲吐，嗳气酸馊，大便干结，3日未解。舌淡红，苔黄腻，指纹紫滞，脉滑。

诊断：小儿腹痛，证属伤食痛。

病机分析：小儿脾常不足，运化力弱，过食油腻厚味，脾土不足则运化失常，日久积滞于中焦则腑气不通，发为胀痛；胃失和降，胃气上逆，则恶心欲吐；腐浊之气上逆则嗳气酸馊；食滞肠腑，传导失职，则大便干结；舌淡红苔黄腻，指纹紫滞，脉滑，皆为伤食之象。

治则：消食导滞，行气止痛。

处方：补脾经，清大肠，运内八卦，清板门，摩腹，拿肚角。

【预防与护理】

1. 注意饮食卫生，勿多食生冷。

2. 注意气候变化，防止感受外邪，避免腹部受凉。

3. 餐后稍事休息，勿做剧烈运动。

4. 剧烈或持续腹痛者应卧床休息，随时查腹部体征，并做必要的其他辅助检查，以明确诊断，及时治疗。

5. 寒性腹痛者应温服或热服药液，热性腹痛者应冷服药液，伴呕吐者，药液要少量多次分服。

【按语】

推拿对于一般功能性腹痛疗效很好。七八个月以内的婴儿，因其不能用语言表达而表现为哭闹，此时如无其他异常症状，极有可能是由于乳食所伤引起的伤食腹痛，家长或医者可双手交叉握牢，将小儿腹部置于交叉的双手中间，双掌夹持小儿腹部，使小儿腹部呈拱桥状，术者双手做振法，边振边向上提，随之放下，上下振提，可达到很好的止痛效果，患儿哭闹即止。如夜间出现腹痛，可嘱家长运用捏脊手法于腹部，也可起到很好的止痛效果，患儿即可安静入睡。对于虫积引起的腹痛，推拿治疗只能暂时止痛，必须采用驱虫药治疗。对于某些由于器质性病变所引起的腹痛应注意鉴别诊断，对于一些急腹症须尽快明确诊断，及时采用必要的外科治疗。

小结

腹痛是指以胃脘以下、耻骨毛际以上部位发生的疼痛。

引起腹痛的主要原因有感受寒邪、乳食积滞、蛔虫内扰及脾胃虚寒，而脏腑气机阻滞、经脉痹阻，或脏腑经脉失养是腹痛发生的关键所在。

治疗首当辨析寒热虚实，根据实则泻之、虚则补之、热者寒之、寒者热之、滞者通之的原则，审证求因，审因论治，确立治法。具体而言，寒痛治以温中散寒、理气止痛，伤食痛治以消食导滞、行气止痛，虫痛治以理气安蛔止痛，虚寒腹痛治以温中理脾、缓急止痛。

【思考题】

1. 腹痛的病因病机是什么？

2. 运用小儿推拿治疗外感寒邪所致的腹痛时，其治则、处方与方义是什么？

3. 运用小儿推拿治疗乳食所伤型腹痛时，其治则、处方与方义是什么？

4. 运用小儿推拿治疗虫积所致腹痛时，其治则、处方与方义是什么？

5. 运用小儿推拿治疗脾胃虚寒型腹痛时，其治则、处方与方义是什么？

第十节 厌 食

【导学】本节主要介绍厌食的基本概念、病因病机、临床表现、诊断及鉴别诊断、分证推拿治疗及其预防与调护要点等。

学习的重点 厌食的概念、病因病机及分证推拿治疗。

学习要求

1. 掌握厌食的概念、病因病机及分证推拿治疗。

2. 熟悉厌食的临床表现、诊断及鉴别诊断。

3. 了解厌食的预防与调护要点。

厌食是指儿童较长时期食欲不振，甚至拒食的一种病症。发病原因主要是喂养不当，导致脾胃不和，受纳运化失职。厌食患儿一般精神状态较正常，病程长者，也可出现面色少华、形体消瘦等症，但影响患儿生长发育，故应及时治疗。本病多见于 1～6 岁儿童。《诸病源候论·小儿杂病诸候三·哺露候》："小儿哺乳不调，伤于脾胃，脾胃衰弱，不能饮食，血气减损，不荣肌肉而柴辟羸露。其脏腑之不宜，则吸吸苦热，谓之哺露也。"其记载"哺露"与厌食极为相似。

【病因病机】

1. 乳食不节 小儿喂养的原则应当是"乳贵有时，食贵有节"。饮食没有规律、没有节制可导致脾胃受伤，受纳运化功能减弱，出现食欲不振或厌恶乳食之症。

2. 痰湿滋生 乳母过食寒凉，小儿嗜食生冷瓜果，导致脾阳受伤，痰湿内生，壅阻中州，影响脾胃消化功能，出现厌食。

3. 虫积伤脾 小儿脾胃虚弱，食不洁饮食或有吮手指的习惯易患肠道虫证。虫积扰乱脾胃气机，影响消化吸收而致厌食。

4. 脾胃虚弱 小儿禀赋不足，后天失养，致使脾胃虚弱，或疾病迁延，损伤脾胃，使消化功能下降而致厌食。

【临床表现】

1. 脾失健运 面色少华，不思纳食，或食物无味，拒进饮食，形体偏瘦，而精神状态一般。大小便均基本正常。舌苔白或薄腻，脉尚有力。

2. 胃阴不足 口干多饮而不喜进食或拒食，皮肤干燥，缺乏润泽，大便多干结。舌苔多见光剥，亦有光红少津者，质偏红，脉细数。

3. 脾胃气虚 精神疲惫，面色萎黄，全身乏力，不思乳食或拒食，若稍进食，大便中夹有不消化残渣，伴形体消瘦，易汗。舌质淡苔白，脉细弱。

【诊断与鉴别诊断】

1. 诊断要点

（1）以纳呆，甚则拒食为主症。

（2）面色少华，形体偏瘦，但精神尚好，活动如常。

（3）病程在 1 个月以上。

（4）有喂养不当，饮食失节，或病后失调史。

（5）排除因各种疾病、药物引起的食欲低下。

2. 鉴别诊断

（1）**假性厌食症**　必须先排除患儿是否患有感冒或内科慢性疾病，真正的厌食是指患儿长时期食欲不振，看到食物也不想吃，甚至拒吃，这种情形一般连续 1 个月以上才符合"厌食症"。

（2）**缺铁性贫血**　缺铁性贫血是小儿的多发病，缺铁除了对造血功能和细胞免疫功能造成影响外，还可引起胃酸减少，胃、十二指肠炎，肠黏膜萎缩和吸收功能障碍等胃肠消化功能异常，影响小儿食欲，甚至生长发育。与小儿厌食症的所表现的症状有一定的相似，所以必须多方排查，以免误诊。

（3）**疳证**　可由厌食或积滞发展而成，以面黄肌瘦、毛发稀疏、肚腹膨胀、青筋暴露，或腹凹如舟等为特征，病程较长，影响生长发育，且易并发其他疾患。

【治疗】

1. 基础方　补脾经 300 次、揉中脘 100 次、摩腹 200 次、揉板门 100 次，以健脾和中，开胃消食。

2. 辨证加减

（1）**脾失健运**

①治则：和脾助运。

②处方：运内八卦，按揉脾俞、胃俞、肝俞各 200 次，掐揉四横纹 100 次。

③方义：运八卦配按揉脾、胃、肝俞和中消食，掐揉四横纹以增强运脾理气作用。

（2）**胃阴不足**

①治则：滋阴养胃。

②处方：分手阴阳（阴重阳轻）、补胃经各 300 次，运内八卦 200 次，按揉胃俞、三焦俞、肾俞穴各 100 次。

③方义：分手阴阳、补胃经能养胃生津；运内八卦可健脾助运；按揉胃俞、三焦俞、肾俞能加强养胃生津作用。

（3）**脾胃气虚**

①治则：健脾益气。

②处方：运内八卦各 300 次，推大肠、补肾经各 200 次，捏脊 20 次。

③方义：运内八卦可和胃益气，推大肠可温中止泻，补肾经能温养下元，捏脊能健脾和胃。

病例分析

石某，男，5 岁 3 个月，2021 年 3 月 1 日初诊。

主诉（家长代诉）：厌食 3 月余。

现病史：面色少华，不欲饮食，食而乏味，食量减少，甚拒进饮食，偶尔多食后脘腹胀满，形体偏瘦，精神状态稍差，大便不调，小便可，舌苔白，脉尚有力。

诊断：小儿厌食症，证属脾失健运。

病机分析：胃主受纳，脾主运化，脾失运化则不欲饮食，食而乏味，食量减少，大便不调；小儿禀赋不足则气血生化不足，不荣于面则面色少华，不能充四肢则形体偏瘦；多食加重脾胃负担则出现脘腹胀满；小便可，舌苔白，脉尚有力，皆为脾失健运之象。

治则：和脾助运。

处方：补脾经，运内八卦，揉按脾俞、胃俞，掐揉四横纹，摩腹。

【预防与护理】

首先要保持合理的膳食。建立良好的进食习惯。动物食品含锌较多，须在膳食中保持一定的比例。此外可增加锌的摄入量，于100g食盐中掺入1g硫酸锌，使锌的摄入达到标准用量（约每日10mg），可以增加食欲。如有慢性疾病和营养不良，须及早治愈。

对孩子厌食的心理矫治，应做好以下几点：

1. 给孩子做出好榜样。事实表明，如果父母挑食或偏食，则孩子多半也是个厌食者。

2. 注意引导。当孩子不愿吃某种食物时，大人应当有意识有步骤地去引导他们品尝这种食物，既不无原则迁就，也不过分勉强。

3. 创造良好的进食气氛，使孩子在愉快心情下摄食。

4. 不要使用补药和补品去弥补孩子营养的不足，而要耐心讲解各种食品的味道及其营养价值。

【按语】

小儿生长发育迅速，如果长期食欲不振，则使气血生化不足，抗病能力减退，诱发各种疾病，影响发育从而转化为疳证。所以本病应该引起足够的重视，并及早治疗。

推拿治疗厌食症，方法简单，取效迅速，疗效良好，可作为首选疗法。同时还应配合良好的教育方法及心理治疗，让孩子养成良好的饮食习惯。

小结

小儿厌食症为小儿较长期食欲减退或食欲缺乏为主的症状。它是一种症状，并非一种独立的疾病，又称消化功能紊乱、在小儿时期很常见，主要的症状为食欲不振，可兼有呕吐、腹泻、便秘、腹胀、腹痛等。这些症状不仅出现在消化道的功能性或器质性疾病中，亦常出现在其他系统的疾病中，尤其多见于中枢神经系统疾病或精神障碍及多种感染性疾病中。因此必须详细询问有关病史，密切观察病情变化，对其原发疾病进行正确的诊断和治疗。

中医称厌食为纳呆，病机为脾胃功能失调。病因为脾胃素虚，或喂养不当，饮食不节伤及脾胃。临床分为虚、实两证：偏实证者治以消导为主；偏虚证者治以调补为主，并结合临床随症加减。实证多因停食停乳引起脾胃失调，食欲减退，恶心呕吐，手足心热，睡眠不安，腹胀或腹泻，舌苔黄白腻，脉滑数。治以消食化滞。虚证多为体质虚弱，或久病元气耗伤，致使脾胃消化无力，食欲不振，面黄肌瘦，精神倦怠，乏力，或大便溏稀，唇舌较淡，舌无苔或少苔，脉细弱无力。治以健脾益胃。

【思考题】

1. 小儿厌食症的病因病机是什么?
2. 运用小儿推拿治疗脾失健运型小儿厌食症时,其治则、处方与方义是什么?
3. 运用小儿推拿治疗胃阴不足型小儿厌食症时,其治则、处方与方义是什么?
4. 运用小儿推拿治疗脾胃气虚型小儿厌食症时,其治则、处方与方义是什么?

第十一节　积　滞

【导学】本节主要介绍积滞的基本概念、病因病机、临床表现、诊断及鉴别诊断、分证推拿治疗及其预防与调护要点等。

学习重点　积滞的概念、病因病机及分证推拿治疗。

学习要求

1. 掌握积滞的概念、病因病机及分证推拿治疗。
2. 熟悉积滞的临床表现、诊断及鉴别诊断。
3. 了解积滞的预防与调护要点。

积滞是指小儿内伤乳食,停聚中脘,积而不化,气滞不行所形成的一种胃肠疾患。以不思乳食,食而不化,脘腹胀满,嗳气酸腐,大便酸臭为特征。又名食积、食滞、乳滞等。积滞缘因小儿乳食无节,食肥甘生冷和一切难以消化的食物所引起。其病机乃是食积中脘,损伤脾胃。《诸病源候论·小儿杂病诸候》所记载的“宿食不消候”“伤饱候”是本病的最早记载,《婴童百问》提出了“积滞”的病名。

本病一年四季均可发生,以夏秋季节、暑湿当令之时发病率较高。各种年龄均可发病,尤以婴幼儿最为多见。禀赋不足,脾胃素虚,人工喂养及病后失调者更易罹患。本病一般预后良好,少数患儿可因迁延失治,进一步损伤脾胃,致气血生化乏源,营养及生长发育障碍,而转化为疳证,此即前人所言:“积为疳之母,有积不治,乃成疳证”。

【病因病机】

本病的病因主要是乳食内积,损伤脾胃。病机为乳食不化,停积胃肠,脾运失常,气滞不行。《保婴撮要·食积寒热》说:“小儿食积者,因脾胃虚寒,乳食不化,久而成积。”明确指出了小儿食积的发生原因。食积可分为伤乳和伤食。伤于乳者,多因乳哺不节,食乳过量或乳液变质,冷热不调,皆能停积脾胃,壅而不化,成为乳积。伤于食者,多因饮食喂养不当,偏食嗜食,饱食无度,杂食乱投,生冷不节;食物不化;或过食肥甘厚腻、柿子、大枣等不易消化之物,停聚中焦而发病。

乳食停积中焦,胃失和降,则呕吐酸馊不消化之物;脾失运化,升降失常,气机不利,出现脘腹胀痛,大便不利,臭如败卵;或积滞壅塞,腑气不通,而见腹胀腹痛,大便秘结之症。此属乳食内积之实证。食积日久,损伤脾胃,脾胃虚弱,运纳失常,复又生积,此乃因积致虚;亦有先天不足,病后失调,脾胃虚弱,胃不腐熟,脾失运化,而致乳食停滞为积,此乃因虚致积。二者均为脾虚夹积、虚中夹实之候。

【临床表现】

1. 乳食内积　不思乳食，嗳腐酸馊或呕吐食物、乳片，脘腹胀满或疼痛拒按，大便酸臭甚至臭如败卵，烦躁啼哭，夜眠不安，手足心热，舌质红，苔白厚或黄厚腻，脉象弦滑，指纹紫滞。

2. 脾虚夹积　面色萎黄，形体消瘦，神疲肢倦，不思乳食，食则饱胀，腹满喜按，大便稀溏酸腥，夹有乳片或不消化食物残渣，舌质淡，苔白腻，脉沉细而滑，指纹淡滞。

【诊断与鉴别诊断】

1. 诊断要点

（1）有伤乳、伤食史。

（2）乳食不思或少思，脘腹胀满，呕吐酸馊，大便溏泻、臭如败卵或便秘。

（3）可伴有烦躁不安，夜间哭闹，或有发热等症。

（4）大便检查，可见不消化食物残渣或脂肪球。

2. 鉴别诊断

（1）厌食　因喂养不当，脾胃失运所致，以长期食欲不振、食量减少、厌恶进食为主症，无明显消瘦，精神尚可，一般预后较好。

（2）疳证　由于喂养不当，或因多种疾病的影响，导致脾胃受损、气液耗伤而形成的一种小儿慢性病。临床以形体消瘦，面黄发枯，精神萎靡或烦躁，饮食异常，大便不调为特征。积滞与疳证二者有密切的联系，积滞日久可致疳证，正如《证治准绳·幼科》所言："积是疳之母，所以有积不治乃成疳候。"但疳证并非皆由食积转化而成。疳夹有积滞者，称为疳积。

【治疗】

1. 基础方　补脾经 100 次，按揉足三里 100 次，捏脊 6 次，以健脾助运；顺时针摩腹 300 次，揉板门 200 次，推四横纹 100 次，以消食导滞、理气调中。

2. 辨证加减

（1）乳食内积

①治则：消积导滞，理气调中。

②处方：清胃经、清大肠各 300 次，清脾经 300 次，揉中脘、揉天枢各 300 次。

③方义：清胃经、清大肠、清脾经、揉天枢能消食导滞、疏调肠胃积滞；揉中脘能健脾开胃、消食和中。

（2）脾虚夹积

①治则：健脾助运，消积导滞。

②处方：顺运内八卦 50 次，推三关 300 次，揉中脘 200 次，捏脊 6 次。

③方义：顺运内八卦、推三关、揉中脘、捏脊，以温中健脾、补益气血。

病例分析

蔡某，男，2 岁 7 个月。2015 年 9 月初诊。

主诉（家长代诉）：大便恶臭、口臭 3 月余。

现病史：患儿平素吃饭以家长喂食为主，喜食肉、鱼，挑食明显，不爱吃蔬菜。现面色暗黄，口气酸馊，腹胀满，夜卧不安，大便臭秽，不成形，每日大便 2～3 次，量较多。舌质红，舌苔白腻，脉弦滑。查体：腹部膨隆，叩诊鼓音。

诊断：小儿积滞，证属乳食内积。

　　病机分析：患儿饮食偏嗜，多肉少菜，进食以家长喂食为主，量较多，且多肉食，导致肉食积滞；腹部膨隆、叩诊鼓音、舌质红、舌苔白腻、脉弦滑均为乳食内积之征。

　　治则：消积导滞，理气调中。

　　处方：清补脾经，清胃经，清大肠，顺时针摩腹，揉板门，推四横纹，揉中脘，按揉足三里。

【预防与护理】

　　1. 提倡母乳喂养，乳食宜定时定量，不应过饥过饱。食品宜新鲜清洁，不应过食生冷、肥腻之物。

　　2. 随着年龄的增长，逐渐添加相适应的辅助食品，不应偏食、杂食，应合理喂养。

　　3. 应保持大便通畅，养成良好的排便习惯。

　　4. 饮食、起居有时，不吃零食，纠正偏食，少吃甜食，更不要乱服滋补品。

【按语】

　　积滞是指小儿内伤乳食，停聚中脘，积而不化，气滞不行所形成的一种胃肠疾患。以不思乳食，食而不化，脘腹胀满，嗳气酸腐，大便酸臭为特征。各年龄段均可发病，尤以婴幼儿最为多见。禀赋不足，脾胃素虚，人工喂养及病后失调者更易罹患。

　　小儿推拿治疗本病以消食导滞为主，效果显著。本病应尽早调治，少数患儿可因迁延失治，进一步损伤脾胃，致气血生化乏源，营养及生长发育障碍，而转化为疳证。积滞重在预防，合理饮食、辅食添加得当，能大大减少本病的发生。

小结

　　积滞是指小儿内伤乳食，停聚中脘，积而不化，气滞不行所形成的一种胃肠疾患。以不思乳食，食而不化，脘腹胀满，嗳气酸腐，大便酸臭为特征。

　　本病的病因主要是乳食内积，损伤脾胃。病机为乳食不化，停积胃肠，脾运失常，气滞不行。乳食停积中焦，胃失和降，则呕吐酸馊不消化之物；脾失运化，升降失常，气机不利，出现脘腹胀痛，大便不利，臭如败卵；或积滞壅塞，腑气不通，而见腹胀腹痛，大便秘结之症。此属乳食内积之实证。食积日久，损伤脾胃，脾胃虚弱，运纳失常，复又生积，此乃因积致虚；亦有先天不足，病后失调，脾胃虚弱，胃不腐熟，脾失运化，而致乳食停滞为积，此乃因虚致积。二者均为脾虚夹积、虚中夹实之候。

　　治疗上，乳食内积以消积导滞、理气调中为治疗原则，脾虚夹积以健脾助运、消积导滞为治疗原则。

【思考题】

　　1. 简述积滞的病因病机。

　　2. 简述积滞的预防与调护要点。

　　3. 运用小儿推拿治疗积滞，其治则、处方与方义是什么？

　　4. 积滞、厌食与疳证如何鉴别？

第十二节　疳　证

【导学】本节主要介绍疳证的基本概念、病因病机、临床表现、诊断及鉴别诊断、分证推拿治疗及其预防与调护要点等。

学习重点　疳证的概念、病因病机及分证推拿治疗。

学习要求

1. 掌握疳证的概念、病因病机及分证推拿治疗。

2. 熟悉疳证的临床表现、诊断及鉴别诊断。

3. 了解疳证的预防与调护要点。

疳证是以神萎、面黄肌瘦、毛发焦枯、肚大筋露、纳呆便溏为主要表现的儿科疾病。疳证是由于小儿饮食失调，喂养不当，脾胃虚损，运化失权所致。疳之病名，首见于《诸病源候论·虚劳病诸候下·虚劳骨蒸候》："蒸盛过，伤内则变为疳，食人五脏。"指出疳为内伤慢性疾病，病可涉及五脏。

"疳"有两种含义：一为"疳者甘也"，谓其由恣食肥甘厚腻所致；二为"疳者干也"，是指病见气液干涸，形体干瘪消瘦的临床特征。前者说明其病因，后者说明其病机和症状。根据患儿的病程和病情，可以将疳证分为疳气、疳积、干疳三类。随着生活水平和医学水平的提高，本病发病率逐渐降低，症状也逐渐减轻。目前，本病多见于5岁以下儿童，且以疳气为主，干疳少见。

本病与西医学中的营养不良不能等同对待。本病的临床表现多样，本节只介绍一般常见表现。

【病因病机】

1. 乳食伤脾　由于喂养不当或不足，饮食过量或无定时，饥饱无度，或缺乏营养，或过食甘甜油腻，损伤脾胃，积滞内停，水谷精微不能运化，积久不消，转而成疳。《小儿推拿广意》说："大抵疳之为病，皆因过餐饮食，于脾家一脏有病不治，传之余脏而成五疳之疾。"《幼幼集成·伤食证治》："伤食一证，最关利害，如迁延不治，则成积成癖，治之不当，则成疳成痨。"

2. 脾胃虚弱　先天禀赋不足，脾胃功能虚弱，水谷精微运化不足，因伤乳食、久病、断乳致脾胃虚弱，无以生化气血精微，输布无能，而致疳证。《幼科铁镜·辨疳疾》中指出："疳者，干而瘦也。此由寒热失理，饮食不节，或因吐久、泻久、痢久、疟久、热久、汗久、咳久、疮久，以致脾胃亏损，亡失津液而成也。"《幼科推拿秘书》中说："五脏俱能成疳，先从脾伤而起。"

【临床表现】

1. 疳气　形体略瘦，面色萎黄少华，毛发稀疏，食欲不振，或消谷善饥，脘腹胀满，大便干稀不调，精神欠佳，易发脾气。舌淡红，苔薄微腻，脉细。多为疳证发病之初期。

2. 疳积　形体明显消瘦，面色萎黄无华，肚腹膨隆，甚则青筋暴露，毛发稀疏，精神不振或烦躁易怒，夜卧不安，或伴揉眼挖鼻，咬指磨牙，动作异常，食欲不振或多食多便，舌淡，苔薄腻，脉沉细。多为疳证发病之中期。

3. 干疳　极度消瘦，骨瘦如柴，皮肤干瘪起皱，呈老人貌，精神萎靡，啼哭无力且无泪，毛发干枯，腹凹如舟，不思乳食，大便稀溏或便秘，时有低热，口唇干燥，舌淡或光红少津，脉沉细弱。多为疳证发病之后期。

【诊断与鉴别诊断】

1. 诊断要点

（1）饮食异常，大便干稀不调，或脘腹膨胀等明显脾胃功能失调者。

（2）形体消瘦，体重低于正常平均值的 15%～40%，面色不华，毛发稀疏枯黄，严重者干枯羸瘦。

（3）兼有精神不振，或好发脾气，烦躁易怒，或喜揉眉擦眼，或吮指磨牙等症。

（4）有喂养不当或病后饮食失调及长期消瘦史。

（5）因蛔虫引起者，谓之"蛔疳"，大便镜检可查见蛔虫卵。

（6）贫血者，血红蛋白及红细胞减少。

（7）出现肢体浮肿，属于营养性水肿者，血清总蛋白量大多在 45g/L 以下，血清白蛋白约在 20g/L 以下。

2. 鉴别诊断

（1）厌食　因喂养不当，脾胃失运所致，以长期食欲不振、食量减少、厌恶进食为主症，无明显消瘦，精神尚可，一般预后较好。

（2）积滞　多因伤乳伤食，以不思饮食、食而不化、腹部胀满为主症，与疳证的形体消瘦明显不同。

【治疗】

1. 基础方　补脾经 300 次，运内八卦 200 次，按揉足三里 100 次，以健脾助运；顺时针摩腹 100 次，推四横纹 200 次，捏脊 9 次，以消食和中。

2. 辨证加减

（1）疳气

①治则：理气和中，调理脾胃。

②处方：清胃经、清大肠、清肝经各 300 次。

③方义：清胃经、清大肠可清肠胃食积，理气通腑；清肝经可解郁除烦。

（2）疳积

①治则：消积导滞，调理脾胃。

②处方：清肝经、清胃经、揉中脘、揉天枢、补肾经各 300 次。

③方义：揉中脘、揉天枢可消食导滞、疏调肠胃积滞，清肝经、清胃经可理气通腑泄热，补肾经可补虚扶正、滋阴柔肝。

（3）干疳

①治则：健脾助运，补益气血。

②处方：补肺经、补肾经、揉二马、揉中脘各 300 次。

③方义：补肺经、揉中脘可健脾助运，补益气血，增进饮食；补肾经、揉二马可滋阴补虚，生津止渴。

另外，可单用捏脊配合针刺四横纹治疗，效果也十分明显。

病例分析

余，男，2 岁 11 个月。2014 年 11 月 1 日初诊。

主诉（家长代诉）：形体消瘦，便溏 2 年余。

现病史：患儿出生时曾患新生儿肺炎，经抗生素治疗后出现腹泻，呈水样便，伴有奶瓣，3个月后腹泻有所好转，1岁时家长为给孩子加强营养，喂食较多。现饮食差，形体消瘦，神疲肢困，面色青黄，发色黄稀疏，鼻根处可见青筋，常自诉腹痛，2年来持续便溏。查：腹部略膨隆，舌淡，苔白，脉沉细，指纹淡滞。

诊断：疳证。证属疳气。

病机分析：小儿脾胃薄弱，初生时即使用药物而损伤脾胃，脾气不运，形成积滞；积滞日久，脾胃受伤，阻滞气机，乳食及水谷之精微无以运化，致营养失调，脏腑气血供应不足，渐至身体羸弱，气液亏损，而发为疳气。舌淡、苔白、脉沉细均为脾胃虚弱之征。

治则：理气和中，调理脾胃。

处方：补脾经、运内八卦、掐揉四横纹、清胃经、清肝经、清大肠、按揉足三里、摩腹、捏脊。

【预防与护理】

1. 注意调养。在喂养方面，应注意遵循先稀后干、先素后荤、先少后多、先软后硬的原则。
2. 注意营养搭配。
3. 必要时应中西医结合治疗，特别是对原发病、消耗性疾病的治疗。

【按语】

本病在古代被列为痧、痘、惊、疳中医儿科四大证之一。目前本病发病率已经明显下降，特别是重症病例已很少见。本病治疗以调整脾胃为主，推拿是治疗本病的适宜疗法，如适当配合药粥食疗有助于减轻症状和促进康复。这里介绍一些小儿疳证药粥，供参考。

1. 山药粥 大米100g，淘洗干净后与山药片100g一起入锅煮，至米烂。食用时加白糖适量，有调补脾胃、滋阴养液的功效。

2. 消食健脾粥 莲子、芡实、炒麦芽、扁豆各15g，焦山楂10g，神曲6g（用纱布包），共放锅内，加水适量煎煮30分钟，去渣；再加入粳米15g熬粥。粥成加入白砂糖少许调味，趁温热服。有健脾养胃、消食化积的功效。用于小儿面黄肌瘦、神烦气急、手足心热、纳呆腹胀等症。

小结

疳证是以神萎、面黄肌瘦、毛发焦枯、肚大筋露、纳呆便溏为主要表现的儿科疾病。先天禀赋不足，脾胃功能虚弱，水谷精微运化不足，因伤乳食、久病、断乳致脾胃虚弱，无以生化气血精微，输布无能，而致疳证。

根据患儿的病程和病情，可以将疳证分为疳气、疳积、干疳三类。临床多见疳气，干疳少见。治疗以调理脾胃、补益气血、消积导滞为原则。

【思考题】

1. 疳证的定义是什么？
2. 疳证的调养原则是什么？
3. 简述疳证的主要证型、治则和推拿方法。

第十三节　遗　尿

【导学】本节主要介绍遗尿的基本概念、病因病机、临床表现、诊断及鉴别诊断、分证推拿治疗及其预防与调护要点等。

学习重点　遗尿的概念、病因病机及分证推拿治疗。

学习要求

1. 掌握遗尿的概念、病因病机及分证推拿治疗。

2. 熟悉遗尿的临床表现、诊断及鉴别诊断。

3. 了解注意遗尿的注意事项。

遗尿是指 3 岁以上的小儿在睡眠中不知不觉小便自遗，醒后方觉的一种疾病。多见于 10 岁以下儿童。3 岁以下儿童，由于脑髓未充、智力未健，或正常的排尿习惯尚未养成而产生尿床者，不属病理现象。遗尿的文献记载，最早见于《内经》，如《素问·宣明五气》云："膀胱不利为癃，不约为遗溺。"明确指出遗尿是由于膀胱不能约束所致。

本病发病男孩高于女孩，部分有明显的家族史。遗尿必须及早治疗，如病延日久，会妨碍儿童的身心健康，影响发育。西医学通过 X 线诊断，发现某些顽固性遗尿的患儿与隐性脊柱裂有关，这类患儿治疗困难。

【病因病机】

1. 肺脾气虚　肺虚治节不行，脾虚失于健运，气虚下陷，不能固摄，则肺脾宣散、转输功能失调，膀胱失约，津液不藏而成遗尿。

2. 肾阳不足　先天禀赋不足，无以温养，致下元虚寒，闭藏失司，不能约束膀胱致遗尿。

3. 心肾失交　外感热病或情志郁结化火，伤及肾阴，心火上亢，膀胱失约而遗尿。

4. 肝经湿热　湿热循经下迫膀胱，则膀胱约束不利而致遗尿。

【临床表现】

1. 肺脾气虚　夜间遗尿，日间尿频量多，经常感冒，面色少华，神疲乏力，纳呆，大便溏薄。舌质淡红，苔薄白，脉沉无力。

2. 肾阳不足　寐中多遗，小便清长，面色苍白，四肢不温，智力较同龄儿稍差。舌质淡，苔白滑，脉沉无力。

3. 心肾不交　梦中遗尿，寐不安宁，烦躁叫嚷，白天多动少静，或五心烦热，形体消瘦。舌质红，苔薄少津，脉细数。

4. 肝经湿热　寐中遗尿，小便量少色黄，性情急躁，梦多。舌质红，苔黄腻，脉滑数。

【诊断与鉴别诊断】

1. 诊断要点　发病年龄在 3 岁以上，夜间不能自主控制排尿而经常尿床。睡眠较深，不易唤醒。尿常规及尿培养无异常发现。

2. 鉴别诊断　白日尿频综合征为儿科常见病，多发于冬、春和秋、冬季节交换时期，患儿小便频数，每日多达数十次，尿急，入厕则淋沥不爽，甚至点滴而出，尿时无痛感，入睡后尿量多无异常，且晚上一般不会尿床。尿常规检查无异常或仅有白细胞少许。大部分患儿因惊吓紧张后诱发。

【治疗】

1. 基础方　补肾经、揉膀胱俞、肾俞各 200 次，擦腰骶部以透热为度，可温补肾气、固涩下元；按揉百会 100 次，可醒脑调神、升阳举陷。

2. 辨证加减

（1）肺脾气虚

①治则：健脾益肺，固摄膀胱。

②处方：补脾经、补肺经、推三关各 300 次，揉丹田 100 次。

③方义：补脾经、补肺经、推三关可健脾益气，补肺脾之气虚；揉丹田能温补肾气，固涩下元。

（2）肾阳不足

①治则：温补肾阳，固摄膀胱。

②处方：推三关、揉外劳宫、揉丹田、揉二人上马、揉命门各 200 次。

③方义：揉丹田、揉肾俞、揉命门可温补肾气以壮命门之火，固涩下元；推三关、揉外劳宫可温阳散寒，加强温补肾气、固涩下元之力。

（3）心肾不交

①治则：清心滋肾，安神固摄。

②处方：清心经、清小肠各 300 次，捣小天心、揉五指节、按揉三阴交各 200 次。

③方义：清心经、清小肠可清心滋阴；捣小天心、揉五指节可镇心安神；按揉三阴交可固摄膀胱，通调水道。

（4）肝经湿热

①治则：清热利湿，泻肝止遗。

②处方：清肝经、清心经、清小肠、清脾经各 300 次，清天河水、揉内劳宫、按揉龟尾各 200 次。

③方义：清肝经、清小肠、清心经、清脾经可清热利湿，湿热自小便而解；清天河水、揉内劳宫可清热滋阴；按揉龟尾可通调督脉，提升阳气。

病例分析

方某，女，7 岁。2014 年 9 月初诊。

主诉（家长代诉）：夜间经常尿床。

现病史：睡中遗尿，尿黄量少，尿味臊臭，性情急躁易怒，夜间梦语磨牙，学习注意力不集中，形体消瘦。舌质红，苔黄腻，脉滑数。

诊断：小儿遗尿症，证属肝经湿热。

病机分析：肝经湿热，蕴伏下焦，耗灼津液，迫注膀胱，故睡中遗尿，尿黄量少，尿味臊臭。肝经有热，肝火偏亢，故性情急躁易怒；肝火内扰心神，故梦语磨牙。舌红，苔黄腻，脉弦数均是肝经湿热之象。

治则：清热利湿，泻肝止遗。

处方：清肝经、清小肠、清心经、清天河水、揉二马、揉内劳宫、按揉三阴交、揉膀胱俞。

【预防与护理】

1. 使儿童养成按时排尿的卫生习惯，以及合理的生活习惯，不使其过度疲劳。

2. 已经发生遗尿者，要给予积极的治疗和适当的营养，并注意休息；临睡前两小时最好不要饮水；少吃或不吃流质类食品。

3. 夜间入睡后，家长应定时叫其起床排尿。

【按语】

正常小儿 1 岁以后白天可逐渐控制小便，随着小儿经脉日渐充盛，气血脏腑渐实，排尿和表达均逐步完善。而学龄儿童可因白天贪玩过度，精神疲劳，夜间偶发尿床，则不属于病理状态。

推拿治疗遗尿有一定疗效，但还要配合正确的饮食及家长的定时喊醒排尿，养成定时排尿的生物钟。此外，适当的心理诱导也是必需的。

小结

遗尿是指 3 岁以上的小儿在睡眠中不知不觉小便自遗，醒后方觉的一种疾病。多见于 10 岁以下儿童。3 岁以下儿童，由于脑髓未充、智力未健，或正常的排尿习惯尚未养成，而产生尿床者不属病理现象。遗尿必须及早治疗，如病延日久，则会妨碍儿童的身心健康，影响儿童发育。

本病的病因主要由先天和后天引起，病机关键是心、脾、肾三脏虚损所致。肾主闭藏，开窍于二阴，职司二便，与膀胱互为表里；如肾与膀胱之气俱虚，不能制约水道；饮食入胃，经脾的运化散精，上归于肺，然后通调水道，下输膀胱，保持正常的排尿功能。肺为水之上源，属上焦，脾为中焦，脾肺气虚，则水道约制无权均可发生遗尿。

治疗上，肾阳不足者，治以温补肾阳，固摄膀胱；肺脾气虚者，治以健脾益肺，固摄膀胱；心肾不交者，治以清心滋肾，安神固摄；肝经湿热者，治以清热利湿，泻肝止遗。但无论何种证型，均应强调调和五脏、固摄膀胱。

【思考题】

1. 遗尿的病因病机是什么？
2. 运用小儿推拿治疗肺脾气虚型遗尿时，其治则、处方与方义是什么？
3. 运用小儿推拿治疗肾阳不足型遗尿时，其治则、处方与方义是什么？
4. 运用小儿推拿治疗心肾不交型遗尿时，其治则、处方与方义是什么？

第十四节　惊　风

【导学】本节主要介绍惊风的基本概念，急惊风的病因病机、临床表现、诊断及鉴别诊断、分证推拿治疗及其预防与调护要点等。

学习的重点　惊风的概念，急惊风的病因病机及分证推拿治疗。

学习要求

1. 掌握惊风的概念，急惊风的病因病机及分证推拿治疗。
2. 熟悉急惊风的临床表现、诊断及鉴别诊断。
3. 了解急惊风的预防与调护要点。

惊风是小儿时期常见的一种急重病，临床以抽搐、昏迷为主要特征。又称惊厥，俗名抽风。

任何季节均可发生，一般3个月～6岁的小儿多见，年龄越小，发病率越高。其证情往往比较凶险，变化迅速，威胁小儿生命，《幼科释谜·惊风》："小儿之病，最重惟惊。"西医学称小儿惊厥。惊风分为急惊风和慢惊风，慢惊风发病轻微，临床少见，本节仅叙述急惊风部分。

急惊风西医学称小儿惊厥。其中伴有发热者，多为感染性疾病所致，颅内感染性疾病常见有脑膜炎、脑脓肿、脑炎、脑寄生虫病等；颅外感染性疾病常见有高热惊厥、各种严重感染（如中毒性菌痢、中毒性肺炎、败血症等）。不伴有发热者，多为非感染性疾病所致，除常见的癫痫外，还有水及电解质紊乱、低血糖、药物中毒、食物中毒、遗传代谢性疾病、脑外伤、脑瘤等。临证要详细询问病史，体格检查仔细，并做相应实验室检查，以明确诊断，并及时进行针对性治疗。

【病因病机】

急惊风病因以外感六淫、疫毒之邪为主，偶有暴受惊恐所致。

外感六淫，皆能致痉。尤以风邪、暑邪、湿热、疫疠之气为主。小儿肌肤薄弱，腠理不密，极易感受时邪，由表入里，邪气枭张而壮热，热极化火，火盛生痰，甚则入营入血，内陷心包，引动肝风，出现高热神昏、抽风惊厥、发斑吐衄，或见正不胜邪，内闭外脱。若因饮食不节，或误食污染有毒之食物，郁结肠胃，痰热内伏，壅塞不消，气机不利，郁而化火。痰火湿浊，蒙蔽心包，引动肝风，则可见高热昏厥，抽风不止，呕吐腹痛，痢下秽臭。

小儿神气怯弱，元气未充，不耐意外刺激，若目触异物，耳闻巨声，暴受惊恐，使神明受扰，肝风内动，出现惊叫惊跳，抽搐神昏。

总之，急惊风的主要病机是热、痰、惊、风的相互影响，互为因果。其主要病位在心肝两经。小儿外感时邪，易从热化，热盛生痰，热极生风，痰盛发惊，惊盛生风，则发为急惊风。

【临床表现】

1. 辨表热、里热 昏迷、抽搐为一过性，热退后抽搐自止为表热；高热持续，反复抽搐、昏迷为里热。

2. 辨痰热、痰火、痰浊 神志昏迷，高热痰鸣，为痰热上蒙清窍；妄言谵语，狂躁不宁，为痰火上扰清空；深度昏迷，嗜睡不动，为痰浊内蒙心包，阻蔽心神。

3. 辨外风、内风 外风邪在肌表，清透宣解即愈，若见高热惊厥，为一过性证候，热退惊风可止；内风病位在心、肝，热、痰、惊、风四证俱全，反复抽搐，神志不清，病情严重。

4. 辨外感惊风 区别时令、季节与原发疾病六淫致病，春季以春温伏气为主，兼夹火热，症见高热、抽风、昏迷，伴吐衄、发斑；夏季以暑热为主，暑必夹湿，暑喜归心，其症以高热、昏迷为主，兼见抽风；若痰、热、惊、风四证俱全，伴下痢脓血，则为湿热疫毒，内陷厥阴。

【诊断与鉴别诊断】

1. 诊断要点

（1）发病年龄3个月～6岁小儿。

（2）突然发病，出现昏迷、抽搐，多伴有高热。具有热、痰、风、惊四证，以及抽、搦、颤、掣、反、引、窜、视八候。

（3）有接触疫疠之疾，或暴受惊恐史。婴幼儿可有高热惊厥史。

（4）中枢神经系统感染所致的急惊风，脑脊液检查有阳性改变，神经系统检查出现病理性反射，血白细胞及中性粒细胞可增高。

（5）饮食不洁，感染湿热疫疠之邪者，大便检查有大量红细胞、白细胞、脓细胞及巨噬细胞。

2. 鉴别诊断 可与痫病相鉴别。痫病以突然昏倒，口吐涎沫，肢体抽搐，移时自醒为特点。

一般不发热，年长儿较为多见，多有家族史。脑电图检查可见癫痫波型。

【治疗】

1. 治则　急则治其标，首先开窍镇惊，然后再清热、豁痰、息风。

2. 处方　掐水沟、端正、老龙、十宣、威灵各 5 次；拿合谷、肩井、仆参、曲池、承山、委中、百虫各 10 次。

3. 方义　掐水沟、端正、老龙、十宣、威灵可开窍镇惊；拿合谷、肩井、仆参、曲池、承山、委中、百虫能止抽搐。

4. 加减　高热者，推三关、退六腑、清天河水；昏迷者，捻耳垂，掐委中；肝风内动者推天柱骨，推脊，按阳陵泉；痰湿内阻者，清肺经，推揉膻中，揉天突、中脘、丰隆、肺俞。

病例分析

王某，男，1 岁。2009 年初诊。

主诉（家长代诉）：手足拘挛抽搐 5 天。

现病史：患儿始因受风寒导致感冒，发病初期有发热咳嗽，曾至其他医院就诊，予清热止咳药两日，后出现白昼热退，夜来复至，咳嗽未见好转，咳嗽有黄痰，并见手足抽搐，大便干，小便黄赤。现啼哭不止，面红，喉中痰鸣，手足抽搐，脉细数，舌红苔黄干。

诊断：急惊风。证属痰热扰心证。

病机分析：患儿因感受风寒邪气，清热不力，导致邪气入里化热，炼液为痰，痰热扰心，乃致啼哭不止，为痰火阻蔽心神。脉细数，舌红苔黄干均为痰热扰心之证。

治则：清热，豁痰，镇惊。

处方：清热，透六腑，清天河水；豁痰，掐足三里、阴陵泉、丰隆；镇惊，掐天庭、水沟，拿曲池，拿肩井。

【预防与护理】

1. 平时加强体育锻炼，提高抗病能力。

2. 避免时邪感染。注意饮食卫生，不吃腐败及变质食物。

3. 按时预防接种，避免跌倒惊吓。

4. 有高热惊厥史患儿，在外感发热初起时，要及时降温，服用止痉药物。

5. 抽搐时，切勿用力强制，以免扭伤或骨折。应将患儿头部歪向一侧，防止呕吐物吸入。用纱布包裹压舌板，放在上下牙齿之间，防止咬伤舌体。

6. 保持安静，避免刺激。密切注意病情变化。

【按语】

无论什么原因引起本病，未到医院前应尽快控制惊厥，因为惊厥会引起脑组织损伤。

1. 使病儿在平板床上侧卧，以免气道阻塞，防止任何刺激。

2. 可用手巾包住筷子或勺柄垫在上下牙齿间以防咬伤舌。

3. 发热时用冰块或冷水毛巾敷头和前额。

4. 抽风时切忌喂食物，以免呛入呼吸道。

5. 缺氧时立即吸氧。控制惊厥首选安定，每次静脉慢注 0.1 ～ 0.3mg/kg，1 ～ 3 分钟见效。最好分秒必争送医院查明原因，控制惊厥、抗感染和退热三者同时进行。

小结

惊风是小儿时期常见的一种急重病，临床以出现抽搐、昏迷为主要特征。惊风分为急惊风和慢惊风。慢惊风发病轻微，临床少见。急惊风的主要临床特征是突然发病，出现昏迷、抽搐，多伴有高热。具有热、痰、风、惊四证及抽、搐、颤、掣、反、引、窜、视八候。本病任何季节均可发生，一般以3个月～6岁的小儿为多见，年龄越小，发病率越高。本病比较凶险，变化迅速，威胁小儿生命。

急惊风的主要病机是热、痰、惊、风相互影响，互为因果，其主要病位在心、肝两经。小儿外感时邪，易从热化，热盛生痰，热极生风，痰盛发惊，惊盛生风，则发为急惊风。

治疗上，本病以清热、豁痰、镇惊、息风为治疗原则。痰盛者，必须豁痰；惊盛者，必须镇惊；风盛者，必须息风；热盛者，必须先解热。

【思考题】

1. 惊风的概念及分类是什么？
2. 急惊风四证及诊断要点是什么？
3. 急惊风与癫痫如何鉴别诊断？
4. 急惊风的常用推拿方法有哪些？
5. 急惊风的治则有哪些？

第十五节 夜 啼

【导学】本节主要介绍夜啼的基本概念、病因病机、临床表现、诊断及鉴别诊断、分证推拿治疗及其预防与护理要点等。

学习重点 夜啼的概念、病因病机及分证推拿治疗。

学习要求

1. 掌握夜啼的概念、病因病机及分证推拿治疗。
2. 熟悉夜啼的临床表现、诊断及鉴别诊断。
3. 了解夜啼的预防与护理要点。

夜啼，婴儿时期常见的一种睡眠障碍，是指小儿经常在夜间烦躁不安、啼哭不眠，间歇发作或持续不已，甚至通宵达旦。或每夜定时啼哭，白天如常，民间俗称"夜哭郎"。本病多见于半岁以内婴幼儿。患此病后，持续时间少则数日，多则经月，多数预后良好。本病相当于西医学的婴幼儿睡眠障碍疾病。

中医古籍中对本病有专门的记载。《诸病源候论·小儿杂病候·夜啼候》谓："小儿夜啼者，脏冷故也。"指明夜啼是一种病态。《育婴家秘》指出："小儿啼哭，非饥则渴，非痒则痛，为父母者，心诚求之，渴则饮之，饥则哺之，痛者摩之，痒者抓之，其哭止者，中其心也，如哭不止，当以意度。"这些日常生活的本能性正常反应的啼哭，不属本病范畴。此外，由于伤乳、发热或其他疾病引起的夜间啼哭，也不属于本病范畴。

【病因病机】

多由脾寒、心热、惊恐等原因引起。

1. 脾寒　脾寒腹痛是导致夜啼的常见病因。常因孕妇素体虚寒，胎儿出生后禀赋不足；或因其母贪凉，喜饮生冷；或护理小儿失慎，腹部中寒。寒冷凝滞，气机不利，夜属阴，脾为至阴，喜温而恶寒，受寒后气机不畅，入夜后寒气尤甚，入夜腹中寒邪作痛而啼。故寒痛而啼者皆属于脾。

2. 心热　本证乃心经积热，心火上扰神明所致。常因孕妇脾气躁急，或平素恣食香燥炙热之品，火伏热郁，内居心经，胎儿在母腹中感受已偏，出生后又吮母乳，内有蕴热，心火上炎，积热上扰，则心神不安。心主火属阳，故夜间烦躁啼哭。彻夜啼哭之后，阳气耗损而日间精神不振，故白天入寐，入夜而心火复亢，故又烦啼。心属火而忌火，故见灯火则烦热内生啼哭尤甚。

3. 惊恐　心主惊，心藏神，小儿心气怯弱，智慧未充，若见异常之物，或闻特异声响，容易引起突然惊恐。惊伤神，恐伤志，致使心神不宁，神志不安，故在睡眠中发生夜啼。

西医学认为，婴幼儿啼哭原因包括非疾病性和疾病性两大类。非疾病所致者，包括情绪变化、饥饿、口渴、睡眠不足、饮食改变如断奶、喂乳不当致咽气过多等；外界不良刺激如过热、过冷、尿布潮湿、衣服过紧、被褥过重、蚊虫叮咬等。疾病所致者，任何疾病凡能引起小儿不适或疼痛者都可引起啼哭，其中以腹痛、口痛、头痛等最为多见；其次有脑部疾病，以及肺炎、中耳炎、皮肤病等。此外，由于维生素 D 缺乏，血钙偏低，导致患儿神经兴奋性增强，夜间惊啼者亦不少。

【临床表现】

1. 脾寒　入夜啼哭，下半夜尤甚，啼声低弱，时哭时止。伴睡喜蜷缩，面色青白，四肢欠温，食少便溏，小便清长，舌淡红，苔薄白，脉沉细，指纹淡红。

2. 心热　哭声响亮不休，见灯火则啼哭愈甚，烦躁不安，面赤唇红。伴小便短赤，或大便秘结，舌尖红，苔白，脉数有力，指纹青紫。

3. 惊恐　夜间突然啼哭，或睡中时作惊惕，神情不安，唇与面色乍青乍白，紧偎母怀。脉、舌多无异常变化，或夜间脉来弦数、指纹色青。

【诊断与鉴别诊断】

1. 诊断要点

（1）多见于 6 个月以内的婴幼儿。

（2）白天正常，入夜啼哭。

（3）难以查明原因，体格检查及相关检查正常。

（4）排除因夜间饥饿或尿布潮湿等引起的夜啼。

（5）排除伤乳、发热或其他疾病引起的啼哭。

2. 鉴别诊断

（1）疾病啼哭　由于一些疾病引起的小儿夜间啼哭，如佝偻病、虫病、外科疾病等，可查明原因。

（2）本能性正常反应啼哭　因饥饿，衣着过冷或过热，尿布潮湿，臀部、腋下皮肤糜烂，湿疹发痒，或虫咬，襁褓中有异物刺激等原因引起，这种哭闹属正常的本能性反应。

（3）小儿习惯不良性夜啼　某些小儿的不良习惯，如夜间开灯、摇篮中摇摆、怀抱边走边拍等，否则无法入睡，烦躁不安而啼哭。

【治疗】

1. 基础方 清肝经、清肺经各300次，揉五指节20次，掐五指节5次。清肝经与清肺经可安魂定魄；揉掐五指节可镇惊安神。

2. 辨证加减

（1）脾寒

①治则：温中健脾，养心宁神。

②处方：基础方加补脾经、揉外劳宫各300次，摩腹10分钟。

③方义：补脾经、摩腹可温中健脾；揉外劳宫可温中散寒，止腹痛。

（2）心热

①治则：清心降火，宁心安神。

②处方：清心经、清天河水各300次，揉内劳宫100次。

③方义：清心经、清天河水与揉内劳宫均可清心经积热以除烦。

（3）惊恐

①治则：镇静安神。

②处方：清心经300次，推攒竹20次，掐小天心5次，捣小天心20次。

③方义：清心经、推攒竹与掐、捣小天心均可镇静安神。

【病例分析】

叶某，女，3个月。2006年10月初诊。

主诉（家长代诉）：从凌晨2点开始哭啼，约2小时，至今2个月。

现病史：患儿2个月前从凌晨2点开始哭啼约2小时至今，伴睡喜俯卧，屈腰而啼，下半夜尤甚，啼声低弱，面色青白，四肢欠温，食少便溏，小便清长。查：面色少华，舌淡红，苔薄白，脉沉细，指纹淡红。

诊断：夜啼。证属脾寒。

病机分析：小儿失慎，腹部中寒。寒冷凝滞，气机不利，夜属阴，脾为至阴，喜温而恶寒，腹中有寒，故入夜腹中作痛而啼。

治则：温中健脾，养心宁神。

处方：清肝、肺二经，补脾经，摩腹，揉外劳宫。

【预防与护理】

1. 保持卧室安静，不通宵开灯，养成良好的睡眠习惯，调节室温，避免受凉。

2. 孕妇及乳母应保持心情舒畅，避免惊吓，避免过食辛辣及寒凉之物。

3. 脾寒夜啼者要注意保暖，心热夜啼环境不宜过暖，惊恐夜啼要保持环境安静。

【按语】

啼哭是小儿的一种生理活动，是表达需求或痛苦，如饥饿、惊吓、衣被冷热不适等，此时如及时发现并对症处理，啼哭就会停止，此属正常反应，不属于病态。病态啼哭是指夜间不明原因的反复啼哭，推拿对于本病的疗效较好，可作为临床首选的治疗方法，同时可根据病情适当配合中西药物治疗，以利于及早康复。如推拿治疗无效，则应寻找引起啼哭的真正原因，明确诊断，对因治疗。

小结

　　夜啼，婴儿时期常见的一种睡眠障碍，是指小儿经常在夜间烦躁不安、啼哭不眠，间歇发作或持续不已，甚至通宵达旦。或每夜定时啼哭，白天如常，民间俗称"夜哭郎"。本病多见于半岁以内婴幼儿。患此病后，持续时间少则数日，多则经月。多数预后良好。本病病因主要有脾寒、心热、惊恐等。脾寒者不外先天受寒、生后感寒，致脾寒腹痛而啼。心热者不外先天受热，或后天将养过温，致心火上炎、邪扰神明而啼。惊恐者多因乍闻异声、乍见异物，致突然受惊、心神不安而啼。总之，本病常因寒、因热、因惊而发病，病位主要在心、脾二脏，病性有虚有实而以实证居多。

　　治疗上，总以清肝、肺二经及揉掐五指节为基础方。如为脾寒者，兼以温中健脾，加用补脾经、摩腹、揉外劳宫。如为心热者，兼以清心降火，加用清心经、清天河水与揉内劳宫。如为惊恐者，兼以镇静安神，加用清心经、推攒竹与掐、捣小天心。

【思考题】

　　1. 夜啼的病因病机是什么？

　　2. 运用小儿推拿治疗夜啼的基础方及其方义是什么？

　　3. 运用小儿推拿治疗脾寒、心热、惊恐三种不同证型夜啼时，如何在基础方的基础上加减处方？

第十六节　抽动症

　　【导学】本节主要介绍抽动症的基本概念、病因病机、临床表现、诊断及鉴别诊断、分证推拿治疗及其预防与护理要点等。

　　学习重点　抽动症的概念、病因病机及分证推拿治疗。

　　学习要求

　　1. 掌握抽动症的概念、病因病机及分证推拿治疗。

　　2. 熟悉抽动症的临床表现、诊断及鉴别诊断。

　　3. 了解抽动症的预防与护理要点。

　　抽动症全称抽动 – 秽语综合征。是以面部、四肢、躯干部肌肉快速抽动伴喉部异常发音及猥秽语言为特征的综合证候群，属于神经精神性疾病。其临床特征为慢性、波动性、多发性运动肌快速抽搐，并伴有不自主发声和语言障碍。本病具有明显的遗传倾向，男孩多于女孩，发病于2～15岁之间，90% 的病例为 10 岁前发病，发病无明显季节性。病程持续时间长，少数至青春期可自行缓解，也有部分难治性患者。

　　本病以肢体抽搐及喉中发出怪声或口出秽语但意识清醒为主要临床表现，归属于中医学的慢惊风、肝风证、抽搐等范畴。

　　【病因病机】

　　本病病因较多，与先天禀赋不足、产伤、窒息缺氧、感受外邪、情志失调以及其他疾病等因素有关，常由五志过极、风痰内蕴而引发。其病位主要在肝，"诸暴强直，皆属于风""诸风掉眩，皆属于肝"。本病与脾、心、肾、肺等他脏均有关。肝为风木之脏，主筋，主风，其声为呼，其变动为握，开窍于目，小儿"肝常有余"，肝有余则易扰动内风，肝风妄动可引起挤眉眨眼、皱鼻、噘嘴、摇头、仰颈、耸肩等不自主动作，以及口作怪声秽语等。抽动症主要是筋与肌肉的病变，肝主筋，脾主肌肉四肢，如若肝阳化风、脾虚痰聚，则风痰结聚，扰动经络筋脉，因此患儿会表现出筋肉的不自主抽动。此外，脾不足则气血不足，筋肉失养，所以部分患儿表现出肌肉震颤。心主神明，"心者，五脏六腑之大主也，精神之所舍也"（《灵枢·邪客》）。心主火，肾主水。小儿"心常有余"，加之先天肾水不足，则易水火不济，心神不宁而出现不自主的怪声、秽语。内风涌动，在肺则金鸣异常，故喉发异声。

1. 肝阳化风　"人有五脏化五气，以生喜怒悲忧恐"。肝主疏泄，性喜条达。小儿具有"肝常有余"的生理特点，如若情志失调，病后五脏失和，则气机不畅，郁久化火，引动肝风。肝风上扰清窍，则见皱眉眨眼、张口歪嘴、摇头耸肩、口出异声秽语。肝风扰动经络筋脉，则见肢体不自主抽动。

2. 脾虚痰聚　禀赋不足或病后失养，损伤脾胃，脾虚不运，水湿潴留，聚液成痰，痰气互结，壅塞胸中，心神被蒙，则胸闷易怒，脾气乖戾，喉发怪声。脾主肌肉四肢，小儿具有"肝常有余""脾常不足"的生理特点，肝旺脾虚，生风聚痰，肝风夹痰走窜经络，故头项、四肢、肌肉抽动。

3. 阴虚风动　先天禀赋不足，真阴亏虚，或热病伤阴，或肝病及肾，肾阴虚亏，水不涵木，虚风内动，故头摇肢搐。或肝血不足，筋脉失养，虚风内动，故伸头缩脑，肢体颤动。

西医学认为，本病与遗传因素、神经递质失调、免疫病理损害、心理因素、环境因素等密切相关。可能诱发因素有：围产期损害、季节性变态反应、食物中摄入过敏原、过多食用煎炸油腻之物、长期服用某些中枢兴奋剂等。但其确切病因和发病机制尚未完全清楚。

【临床表现】

临床以慢性、波动性、多发性运动肌快速抽动，伴不自主发声和语言障碍为特征。患儿可存在不同程度的神经心理缺陷，往往伴随一系列相关的行为和情绪症状，其中包括强迫症、注意缺陷障碍、多动、学习困难、睡眠障碍、情绪障碍、自伤行为和猥亵行为。

抽动症的中医证候特征与临床表现如下。

1. 肝阳化风　肢体抽动，抽动有力，口出异声秽语，面红耳赤，烦躁易怒，挤眉眨眼，张口歪嘴，摇头耸肩，发作频繁，大便秘结，小便黄或短赤。舌红苔黄，脉弦数。

2. 脾虚痰聚　肢体动摇不定，口出异声，面黄体瘦，精神不振，神思涣散，胸闷作咳，喉中声响，皱眉眨眼，噘嘴唇动，时好时坏，发作无常，脾气乖戾，夜睡不安，纳少厌食。舌质淡，苔白或腻，脉沉滑或沉缓。

3. 阴虚风动　肢体震颤，口出秽语，形体消瘦，两颧潮红，五心烦热，性情急躁，挤眉眨眼，耸肩摇头，睡眠不宁，大便干结。舌质红绛，舌苔光剥，脉细数。

【诊断与鉴别诊断】

1. 诊断标准　美国《精神疾病诊断统计手册》第四版（DSM-Ⅳ）中多发性抽动症的诊断标准如下：

（1）具有多种运动性抽动及一种或多种发声性抽动，有时不一定在同一时间出现。所指的抽动为突然的、快速的、反复性的、非节律性、刻板的动作或发声。

（2）抽动每天发作多次，通常为一阵阵发作，病情持续或间断发作已超过1年，其无抽动间歇期连续不超过 3 个月。

（3）上述症状引起明显的不安，显著地影响社交、就业和其他重要领域的活动。

（4）发病于 18 岁前。

（5）上述症状不是直接由某些药物（如兴奋剂）或内科疾病（如舞蹈病或病毒感染后脑炎）引起。

2. 鉴别诊断

（1）**风湿性舞蹈病**　6 岁以后多见，女孩居多，是风湿热主要表现之一。症状为四肢较大幅度的无目的不规则的舞蹈样动作，生活经常不能自理，常伴肌力及肌张力减低，并可有风湿热其他症状。

（2）**肌阵挛**　肌阵挛是癫痫的一个类型，往往是一组肌群突然抽动，患儿可表现突然的前倾或后倒，肢体或屈或伸。

（3）**习惯性抽搐**　4～6 岁多见。往往只有一组肌肉抽搐，如眨眼、皱眉、龇牙或咳嗽。发病前常有某些诱因，此症一般较轻，预后较好。此症与多发性抽搐症并无严格的界限，有些患儿可发展为多发性抽搐症。

【治疗】

7 岁以下（含 7 岁）者，以小儿推拿特定穴的操作为主。

1. 基础方　清肝经 300 次，摩囟门 5 分钟，掐五指节 5 次，揉五指节 50 次。清肝经能开郁除烦、平肝息风；摩囟门与掐揉五指节均能镇惊安神，摩囟门还能开窍醒脑。

2. 辨证加减

（1）**肝阳化风**

①治则：清泻肝火，息风镇惊。

②处方：揉总筋 300 次，掐小天心 5 次，捣小天心 20 次。

③方义：揉总筋能清心经热、镇惊止痉，与基础方中的清肝经合用，加强清泻肝火、息风镇惊的作用；掐、捣小天心能镇静安神。

（2）**脾虚痰聚**

①治则：健脾化痰，平肝息风。

②处方：补脾经 500 次，运内八卦 300 次，揉膻中 100 次。

③方义：基础方中清肝经能平肝息风。补脾经可健脾化痰，运内八卦能理气化痰，揉膻中能祛内伏风痰。

（3）**阴虚风动**

①治则：滋阴潜阳，柔肝息风。

②处方：补肾经、揉二人上马各 300 次。

③方义：补肾经可滋补肝肾、清虚火，揉二人上马可滋阴补肾，二者结合基础方中的清肝经，能增强滋养肝肾、滋阴潜阳、柔肝息风之功。

7 岁以上者，以成人推拿的常规经穴操作为主。主要操作部位：头面部、背腰部及下肢。①头面部：推攒竹、推坎宫各 5～10 次；点按或按揉百会、四神聪、风池、哑门、印堂，运太阳各 1 分钟；五指扫散整个头部至头皮有热感。②背腰部：推揉督脉、两侧膀胱经，自上而下依次点按华佗夹脊穴各 5～10 遍。③下肢：主要操作足三阴经在小腿的循行部位。先用拿捏、按揉、滚法等手法放松下肢 2 分钟；然后用一指禅推法，或拇指按压与按揉法操作足三阴经在小腿的循行部位 15 分钟；最后点按足三里、阳陵泉、丰隆、悬钟、三阴交、太冲、太溪及涌泉等穴位各 1 分钟。

病例分析

李某，男，6 岁。2012 年 10 月初诊。

主诉（家长代诉）：不自主眨眼、摇头 1 年余。

现病史：近 1 年来常频频出现眨眼挤眉、噘嘴、摇头耸肩等不自主动作，时轻时重，专注于某件事后症状减轻，入睡后消失。发病以来，睡眠不实，烦躁易怒。舌质红，苔薄黄，脉弦。

诊断：抽动症。证属肝阳化风。

病机分析：头眼掣动，烦躁易怒，舌红、苔薄黄、脉弦均为肝阳化风之象。

治则：清泻肝火，息风镇惊。

处方：清肝经 500 次，摩囟门 5 分钟，掐五指节 5 次，揉五指节 50 次，揉总筋 300 次，掐小天心 5 次，捣小天心 20 次。

【预防与护理】

1. 教育孩子平常不要模仿他人的不良习惯与怪动作。

2. 饮食宜清淡，不过食辛辣食物或兴奋性、刺激性饮料，避免吃含铅多的食物。

3. 家长需要观察引起患儿发作的诱发因素，避免诱发因素出现或发生。不看紧张、惊险、刺激的影视节目，不长时间看电视、玩电脑和游戏机。

4. 重视儿童的心理状态，避免精神刺激，防止儿童产生焦虑等不良情绪。

5. 注意休息，保证患儿有规律性的生活，培养患儿良好的生活习惯，适当参加体育锻炼。

6. 关怀和爱护患儿。向患儿耐心讲清病情，并给予安慰和鼓励。不在精神上给患儿施加压力，不责骂或体罚患儿。

7. 父母不要过度焦虑与过度保护患儿，尤其不要把焦虑情绪暴露在患儿面前。

【按语】

本病病程较长，部分患儿到青春期症状会自行消失，但也有部分难以治疗。推拿治疗有一定疗效，对于 7 岁以下患儿疗效较好，但疗程相对较长，需坚持治疗。必要时，可采用配合针灸、中药内服等综合治疗方法，以提高疗效。临床上需与注意力缺陷多动症相鉴别，注意力缺陷多动症常表现为：多动多语，难以静坐，自制力弱，但无肌群抽动现象，且智力正常或基本正常。有关资料报告，抽动症与注意力缺陷多动症可同时伴发，儿童抽动症中有 25% ~ 50% 合并有多动症，多动症症状通常出现在抽动之前。

小结

本病是以面部、四肢、躯干部肌肉快速抽动伴有喉部异常发音及猥秽语言为临床特征的综合证候群，属于神经精神性疾病。男孩多于女孩，90% 的病例为 10 岁前起病。实验室检查多无特殊异常，脑电图正常或非特异性异常，智力测试基本正常。以肢体抽搐及喉中发出怪声或口出秽语但意识清醒为主要临床表现，归属于中医学的慢惊风、肝风证、抽搐等范畴。

本病病因较多，与先天禀赋不足、产伤、窒息缺氧、感受外邪、情志失调，以及其他疾病等因素有关，常由五志过极、风痰内蕴而引发。病位主要在肝，与脾、心、肾、肺等均有关。其病机主要有肝阳化风、脾虚痰聚与阴虚风动。西医学认为与遗传因素、神经递质失调、免疫病理损害、心理因素、环境因素等密切相关，但其确切病因和发病机制尚未完全清楚。

采用推拿治疗时，7岁以下患儿以小儿推拿特定穴的操作为主，采用清肝经、摩囟门、掐揉五指节为基础方。中医辨证为肝阳化风者，以清泻肝火、息风镇惊为治疗原则，在基础方上加揉总筋、掐小天心、捣小天心等；脾虚痰聚者，以健脾化痰、平肝息风为治疗原则，在基础方上加补脾经、运内八卦和揉膻中等；阴虚风动者，以滋阴潜阳、柔肝息风为治疗原则，在基础方上加补肾经、揉二人上马等。7岁以上患儿以成人推拿的常规经穴操作为主。主要操作部位为头面部、背腰部督脉与膀胱经、下肢部的足三阴经在小腿的循行部位。

【思考题】

1. 抽动症的病因病机是什么？

2. 运用小儿推拿治疗抽动症时，其基础方与方义是什么？

3. 运用小儿推拿治疗抽动症时，如何在基础方的基础上进行分型加减处方？

第十七节　脑　瘫

【导学】本节主要介绍脑瘫的基本概念、病因病机、临床表现、诊断及鉴别诊断、分证推拿治疗及其预防与护理要点等。

学习重点　脑瘫的概念、病因病机及分证推拿治疗。

学习要求

1. 掌握脑瘫的概念、病因病机及分证推拿治疗。

2. 熟悉脑瘫的临床表现、诊断及鉴别诊断。

3. 了解脑瘫的预防与护理要点。

小儿脑瘫为小儿脑性瘫痪的简称，是指出生前至出生后1个月内由于各种原因（如感染、出血、外伤等）引起的非进行性中枢性运动功能障碍，可伴有智力低下、惊厥、听觉与视觉障碍及学习困难等多种脑部症状的脑损伤后遗症。属中医学五迟、五软及痿证等范畴。

【病因病机】

中医学认为，小儿脑瘫的病因包括先天因素与后天因素两个方面。

1. 先天因素　多责之于先天禀赋不足，主要有以下两个方面：①父母精血虚损，或年高得子，致胎儿先天精血不足，脑髓失充。如《医宗金鉴·幼科心法》云："小儿五迟之证，多因父母气血虚弱，先天有亏，致儿生下筋骨软弱，行步艰难，齿不速长，坐不能稳，皆肾气不足之故。"②孕妇孕期因调摄失宜，或药治不慎，或堕胎不成而成胎等因素损伤胎元，伤及脑髓。

2. 后天因素　多责之于分娩难产产伤，或生后窒息，或患温热病，或中毒，或脑部外伤等等诸多因素致瘀血、毒浊伤及脑髓。

脑为元神之府，脑髓不充或受损，神失其聪导致智力低下，反应迟钝，语言不清，咀嚼无力，时流涎水，四肢无力，手软不能握持，足软不能站立。总之，先天因素所致的脑髓不充及后天因素所致的脑髓受损是本病根本病因病机。西医学认为，本病系先天性大脑发育不良，或多种脑损伤而致的后遗症。

【临床表现】

脑瘫患儿的临床表现大多开始于婴儿期，呈非进行性、中枢性运动障碍。出生后几天即有可能出现脑损伤症状，如出生后十分安静、哭声微弱或持续哭闹、入睡困难、吃奶无力或呛奶、吞咽困难等，但难以被发现。几个月后当出现俯卧位不能竖头或抬头不稳，或不能坐立时才被发现。被动运动时出现异常姿势。3～4个月的婴儿有斜视及眼球运动不良时，提示脑损伤可能；重症者多伴智力与言语障碍。临床上常常将之分为肌力低下型软瘫与痉挛型硬瘫，后者以伸张反射亢进、肌张力增高为主要临床特征，前者以肌张力低下、肌力降低为主要临床特征。

中医学多将之分为肝肾不足与脾胃虚弱两种证型，其临床表现各异。

1. 肝肾不足　发育迟缓，坐立、行走、生齿等明显迟于正常同龄小儿，筋脉拘急，屈伸不利，性情急躁易怒，舌质红，脉弦。

2. 脾胃虚弱　肢体软弱，肌肉松弛，神情呆滞，智力迟钝，面色苍白，神疲乏力，食少不化，唇淡，舌淡苔薄白，脉沉迟无力。

【诊断与鉴别诊断】

1. 诊断要点　智力低下、发育迟缓、脑功能障碍为其主症。分先天因素和后天因素。询问产伤史及各种脑炎病史有助于诊断。

（1）运动发育落后或异常　主要表现在粗大运动与精细运动两个方面。

（2）肌张力异常　表现为肌张力增高、降低、不变与不均衡，同时伴有肌力的改变。

（3）反射异常　痉挛型脑瘫表现为深反射活跃或亢进，可引出踝阵挛及病理反射，但小年龄组患儿主要观察反射是否呈对称。反射异常主要表现为原始反射延迟消失，立直反射减弱或延迟出现，平衡反射延迟出现。

（4）姿势异常　脑瘫患儿的异常姿势主要表现为四肢和躯干的非对称性姿势，与肌张力异常、原始反射延迟消失有关。

2. 鉴别诊断

（1）精神发育迟滞　即所谓的"智力低下""弱智"。是指个体在发育时期内（18岁以前），一般智力功能明显低于同龄水平，同时伴有适应行为的缺陷。早期症状往往表现为运动、认知、语言等能力普遍性发育落后，可能伴有肌张力偏低，但没有异常姿势以及病理反射。

（2）脊髓性肌萎缩症　脊髓前角运动神经元变性病。根据发病年龄及严重程度分为不同类型：婴儿型在新生儿期或稍后发病，哭声弱，咳嗽无力，肢体活动减少，进行性四肢无力，近端重、远端轻，对称性分布，可见肌束细颤，病情进展较快，往往因呼吸肌受累导致感染引起死亡。中间型起病稍晚、进展慢，早期腱反射消失为重要特点，肌电图检查可以确诊。

（3）肌营养不良　往往在1～2岁开始发病，患儿1岁前发育正常，1岁会走后但长期走不稳，进行性肌无力，不能跑、跳，上、下楼梯困难，蹲、起困难等，后期不能行走，关节挛缩变形。

（4）遗传代谢病　涉及体内各种物质代谢，临床症状变化多样，早期诊断十分困难。该病通常有反复加重的特点，常因饮食因素或感染诱发，常因运动滞后而误认为脑瘫。

【治疗】

1. 治则　健脑益智，疏经通络。

2. 处方　头部、背腰部及四肢部，常规手法操作（见"3.具体操作"）40分钟左右。

3. 具体操作

（1）头部操作　推攒竹、推坎宫各5～10次，点按或按揉百会、四神聪、风池、哑门、运太阳各 1 分钟。五指扫散整个头部至头皮有热感。

（2）背腰部　推揉督脉及两侧膀胱经，自上而下依次点按华佗夹脊穴各 5～10 遍。

（3）四肢部　先用拿捏、按揉、搓法等手法放松患肢 5～10 分钟，然后进行穴位操作。穴位以选取手足阳明经穴为主。病在上肢者，取肩髃、曲池、手三里、外关、合谷等穴位；病在下肢者，取环跳、承扶、髀关、伏兔、足三里、阳陵泉、解溪等穴位。采用点按或按揉法，每穴约 1 分钟。

4. 方义　头部穴位按摩能健脑益智。背腰部推拿能调节五脏六腑的功能活动，四肢部操作既能疏经通络，又能益气生血，从而濡养筋骨肌肉。

5. 辨证加减　6 岁以上患儿按上述具体操作治疗，并配合功能训练等现代康复方法。6 岁以下（含 6 岁）在上述具体操作治疗的基础上，按中医辨证分型加用以下推拿方法。

（1）肝肾不足

①治则：补益肝肾，养血滋阴。

②处方：补肾经、补脾经各 500 次，按揉悬钟穴 50～100 次。

③方义：补肾经以培肾固本，生髓益脑；因精血同源，补脾经可健脾生血；悬钟为髓会，按揉悬钟可益髓通脑，强壮筋骨。

（2）脾胃虚弱

①治则：健运脾胃，益气养血。

②处方：补脾经 500 次，摩腹 10 分钟，按揉足三里 50～100 次。

③方义：补脾经、摩腹、按揉足三里能健脾胃、生气血。

病例分析

李某，女，10 岁。2003 年 10 月初诊。

主诉（家长代诉）：言语不清，右侧手足无力，运动不灵活 9 年。

现病史：患儿自小运动发育迟缓，1 岁独坐时，无法坐稳，至 5 岁时才会独立行走，但走路不稳，一直未给予正规治疗。现双手活动无障碍，右侧欠灵活，行走不利。7 岁才开始接受正规治疗，因病情拖延过久，疗效不明显。伴五心烦热，面色少华，大便秘结，饮食及二便正常。舌质红，舌苔薄，脉细弦。

诊断：脑瘫。证属肝肾阴虚。

病机分析：患儿由于先天禀赋不足，肝肾不足，筋骨不能强健，故见发育迟缓，肢体乏力；肝肾亏虚，阴虚火旺，则见五心烦热；肾精不足，脑失精明，则出现言语不清。舌质红，舌苔薄，脉细弦均为肝肾阴虚之征。

治则：滋养肝肾，平肝潜阳。

处方：以头部、背腰部及四肢部常规手法操作为主，时间约 40 分钟。兼以补肾经、清肝经、补脾经各 100 次，揉悬钟 100 次。

【预防与护理】

1. 定期产前检查。对患有严重疾病或接触了致畸物质者，妊娠后可能危及孕妇生命安全或严重影响孕妇健康和胎儿正常发育的，应在医生指导下，终止怀孕。若在检查中发现胎儿患有严重的遗传性疾病或先天性缺陷、孕妇患有严重疾病，继续妊娠会严重危害孕妇健康甚至生命安全的均应妥善处理。孕妇远离 X 线。此外，孕妇应避免接触有毒物质，不能过度饮酒，否则会使胎儿的脑部受到损害。

2. 增加营养。不要偏食、挑食，荤素要合理搭配，粗细粮轮食，要多食富含蛋白质、脂肪、葡萄糖、核酸、维生素、微量元素的食品。

3. 做好孕期保健。已婚妇女在受孕后的 280 天中，是胎儿在母体内吸收营养，逐渐发育成长的时期，遗传、感染、营养不良以及其他理化因素均可导致胎儿发育不良，或致先天性缺陷，因而整个孕期的保健对于母婴的健康都是十分重要和必要的。

4. 预防早产、难产。医护人员应认真细致地处理好分娩的各个环节，做好难产胎儿的各项处理。

5. 胎儿出生后 1 个月内要加强护理、合理喂养，预防颅内感染、脑外伤等。

【按语】

本病宜早发现、早诊断、早治疗。年龄越小，疗效越好。推拿治疗脑瘫有一定疗效，尤其适用于 6 岁以下的患儿，针对 6 岁以上的患儿，除了推拿治疗外还应配合矫形手法。推拿时，须区分硬瘫与软瘫，前者手法操作以作用与刺激拮抗肌为主，如上肢外侧与下肢内侧肌群，后者宗"治痿独取阳明"以取手足阳明经为主。手法该轻柔时则轻柔，该重刺激时则加重刺激。对于硬瘫患儿优势侧肌肉手法宜轻柔，对于软瘫患儿皮肤的刺激很重要，此时手法亦应轻柔；对于硬瘫患儿劣势侧肌肉宜加大手法刺激量，对于软瘫患儿的皮下肌肉、神经、血管、筋膜及骨骼等的刺激则手法宜适当重些。推拿时还可配合牵伸肌腱与活动关节等手法。在治疗本病时还应重视针灸疗法如头针疗法与体针疗法等，并辅以良好的心理治疗及锻炼方法，排除社会、家庭、学校的不良影响，给予小儿良好的生活空间，这些都是非常重要的。

小结

小儿脑性瘫痪，西医学认为是因脑部病变引起，一般难以治愈，必要时做外科矫形手术，以改善其运动功能。该病属中医学的五迟、五软范畴。

治疗上以健脑益智、疏经通络为总的治疗原则。6 岁以上患儿以头部、背腰部及四肢部常规操作与点按穴位为主，还可配合牵伸肌腱与活动关节等手法。6 岁以下患儿在基本的具体操作治疗的基础上，可以按中医辨证分型加用小儿推拿的一些特定穴。如肝肾不足者，兼以补益肝肾、养血滋阴，采用补肾经、补脾经的方法；如为脾胃虚弱者，兼以健运脾胃、益气养血，采用补脾经、摩腹的方法。在推拿时仍需配合功能训练等现代康复方法，还应重视针灸疗法及心理治疗。

【思考题】

1. 用中医学分析，脑瘫的病因病机是什么？
2. 运用推拿治疗小儿脑瘫时，头部、背腰部及四肢的常规操作是什么？
3. 运用小儿推拿治疗肝肾不足与脾胃虚弱型小儿脑瘫时，其治则、处方分别是什么？
4. 运用推拿治疗小儿脑瘫时，如何按硬瘫与软瘫之不同来选择推拿操作部位与操作手法？

第十八节 近 视

【导学】本节主要介绍近视的基本概念、病因病机、临床表现、诊断及鉴别诊断、推拿治疗及其预防与护理要点等。

学习重点　近视的概念、病因病机及推拿治疗。

学习要求

1. 掌握近视的概念、病因病机及推拿治疗。

2. 熟悉近视的预防与护理要点、诊断及鉴别诊断。

3. 了解近视的临床表现。

近视是指眼在不使用调节时，平行光线通过眼的屈光系统屈折后，焦点落在视网膜之前的一种屈光状态。在屈光静止的前提下，远处的物体不能在视网膜上汇聚，而在视网膜之前形成焦点，因而造成视觉变形，导致远方的物体模糊不清。中医学称之为"能近怯远证"，高度近视者称之为"近觑"。其起病多见于青少年。

【病因病机】

中医学认为，本病发生的原因多为先天禀赋不足，或后天发育不良、脏腑失养，或用眼不当、久视伤血等。其病机主要为肝肾不足、气血亏虚、心阳不足致目失所养，甚至目络瘀阻。

中医眼科学将小儿近视眼归纳为心阳不足、脾虚气弱、肝肾亏虚三个证型。

1. 心阳不足　心为阳脏而主通明。在五行属火，为阳中之阳，故称为阳脏，又称火脏。唐宗海《血证论》说："心为火脏，烛照万物。"心阳入目神光出，视物清晰。若心阳不足，神光不得发越于远处，故视近尚清，视远模糊。同时可导致血液运行迟缓，瘀滞不畅，又可引起精神委顿，神识恍惚。

2. 脾虚气弱　脾胃为后天之本，气血生化之源。脾输精气，上贯于目，脾升清阳，通至目窍，脾气统血，循行目窍。脾气不足，久延不愈，可致脾不统血，营血亏虚。同时，脾也失去了升清阳之功，致使目失所养引起神光衰微，以致光华不能远及，故视近而不能视远也。

3. 肝肾两虚　肝藏血，肾藏精，肝肾两虚则精亏血少，精血不足，目失所养引起神光衰微，以致光华不能远及，故视近而不能视远。

西医学认为，近视发生的病理原因大多为眼球前后轴过长（称为轴性近视），其次为眼的屈光力过强（称为屈光性近视）。具体患病原因主要如下：①用眼不当。如用眼距离过近、用眼时间过长、照明光线过强或过弱、在行车上或走路时看书、躺着看书、睡眠不足、课桌不符合要求，写字姿势不正确等。②先天遗传。角膜弯曲度或晶状体前后面的弯曲度变大。这种情况多为先天性改变，临床上较少见。③营养不良。缺钙、锌、维生素 B 等相关微量元素和维生素。

【临床表现】

1. 常见的临床表现

（1）视力减退　近视眼主要是远视力逐渐下降，视远物模糊不清，近视力正常，但高度近视常因屈光间质混浊和视网膜、脉络膜变性引起，其远近视力都不好，有时还伴有眼前黑影浮动。

（2）外斜视　中度以上近视患儿在近距离作业时很少或不使用调节，相应地减弱辐辏作用，可诱发眼位向外偏斜，形成外斜视。

（3）视力疲劳　近视眼患儿调节力很好，但在近距离工作时需要过度使用辐辏力，这样破坏了调节与辐辏之间的平衡协调，导致急性视疲劳症状。其表现为眼胀、眼痛、头痛、视物有双影虚边等自觉症状。

（4）眼球凸出　高度近视眼由于辐辏增长，眼球变大，外观上呈现眼球向外凸出的状态。

2. 不同中医证型的临床表现

（1）心阳不足 视力减退，视近清楚，视远模糊，伴形寒肢冷，面色无华，瞳仁无神，心悸不宁，气短乏力，舌红少苔，脉弱。

（2）脾虚气弱 视力下降，视物模糊，双目疲劳，伴神疲乏力，纳食不香，大便溏薄，舌质淡，脉弱无力。

（3）肝肾两虚 视力减退，目视昏暗，伴腰酸乏力，头晕耳鸣，舌红脉沉细。

【诊断与鉴别诊断】

1. 近视的诊断

（1）根据近视程度 ①300D（300度）以内者，称为轻度近视。②300D～600D（300度～600度）者为中度近视。③600D（600度）以上者为高度近视，又称病理性近视。

（2）根据屈光成分 ①轴性近视眼：是由于眼轴的延长造成的近视。一般眼轴增加1mm，近视度增加300D，在高度近视眼特别是恶性近视眼中，眼轴的延长极为严重，往往可以看到明显的眼球突出。②曲率性近视：由于角膜前面或晶状体表面的曲度增强，曲率半径变短，而使平行光束入眼后过早聚焦于视网膜前的近视状态。③指数性近视：指由于房水、晶状体屈光指数的增高，屈光力增加，而使平行光束入眼后过早聚焦于视网膜前的近视状态。

（3）根据调节性 ①假性近视：假性近视又称调节性近视眼。是由看远时调节未放松所致。它与屈光成分改变的真性近视眼有本质上的不同。②真性近视：真性近视也称轴性近视，其屈光间质的屈折力正常，眼轴的前后径延长，远处的光线入眼后成像于视网膜前。③混合性近视：往往一个人的近视是由于眼睛疲劳引起的假性近视，慢慢地导致部分真性近视与假性近视同步，可以这么说，在近视度数不断加深的人群中，大多属于混合性近视。

2. 鉴别诊断 与散光相鉴别。散光是眼睛的一种屈光不正常状况，与角膜的弧度有关。人类的眼睛并不是完美的，有些人眼睛的角膜在某一角度区域的弧度较弯，而另一些角度区域则较扁平。造成散光的原因，就是由于角膜上的这些厚薄不匀或角膜的弯曲度不匀而使角膜各子午线的屈折率不一致，导致经过这些子午线的光线不能聚集于同一焦点。这样，光线便不能准确地聚焦在视网膜上形成清晰的物像，这种情况称为散光。

【治疗】

1. 治则 疏通局部脉络，调和全身气血。

2. 处方 眼眶局部及眼眶附近的头面部穴位，足太阳膀胱经在背腰部的循行部位。

3. 具体操作

（1）眼眶局部及眼眶附近头面部穴位的操作 患儿取仰卧位，微闭双眼，术者坐于床头。术者用一指禅推法沿小儿眼眶做"∞"形（倒8字形）的紧推慢移推法，反复6～8遍。术者左右手食、中、无名指并拢以三指揉法分别操作于患儿的左右眼眶，上下眼眶均要操作，时间约5分钟。然后用拇指按揉印堂、阳白、头维、神庭、上星等穴位，中指按揉睛明、攒竹、鱼腰、丝竹空、太阳、四白、翳风、风池等穴位，每穴约半分钟。最后用拇指由内向外分轻推上下眼眶及眼球，轻推眼球时注意手法一定要轻柔、用力平稳，避免损伤。

（2）背腰部足太阳膀胱经在背腰部循行部位的操作 患儿取俯卧位。术者用揉法施术于患儿脊柱两侧的膀胱经，上下反复操作约10分钟。然后用双手拇指自上而下按揉夹脊穴，反复操作8～12遍。最后拿肩井穴约1分钟。

4. 方义 局部操作以疏通局部脉络，达到解除眼肌疲劳、增加视力的作用。取太阳膀胱经在背腰部的循行部位，能调节全身脏腑功能、调和全身气血。

5. 辨证加减

（1）心阳不足

①治则：兼以温补心阳。

②处方：推、擦督脉，用一指禅推法，或拇指按压与按揉法操作足太阴脾经在小腿的循行部位。

③方义：推、擦督脉能温补一身阳气，推拿足太阴脾经能健脾生血，以助心阳来复。

（2）脾虚气弱

①治则：兼以健脾益气。

②处方：用一指禅推法，或拇指按压与按揉法操作足太阴脾经与足阳明胃经在小腿的循行部位，重点操作足三里及三阴交穴。

③方义：脾胃为后天之本，气血生化之源。推拿此二经能健运脾胃，益气生血。

（3）肝肾两虚

①治则：兼以补益肝肾。

②处方：用一指禅推法，或拇指按压与按揉法操作足少阴肾经与足厥阴肝经在小腿的循行部位，重点操作太溪及涌泉穴。

③方义：推拿肝、肾二经，并重点操作太溪及涌泉穴，以补益肝肾。

病例分析

李某，女，13 岁。2007 年 4 月初诊。

主诉：视物不清 4 年。

现病史：患儿从 9 岁始家长发现其视物不清，视力检查结果为远视力右 0.6，左 0.5；近视力右 0.7，左 0.9。平素身体健康，喜仰卧或侧卧看书。舌淡，苔白，脉浮数有力。

诊断：近视（假性近视）。

病机分析：患儿因阅读姿势不正确，常仰卧或侧卧看书，导致强用目力，劳伤气血。强用目力不但耗血伤气，而且使肝所主的经筋肌膜由于近距久视而失其束敛目珠之作用，导致近视。

治则：调和气血，疏通脉络。

处方：按揉睛明、攒竹、太阳、四白、翳风，按风池，按揉天柱骨，分推坎宫，轻推眼眶。

【预防与护理】

一般儿童的近视眼，多数属于"假性近视"。由于用眼过度，调节紧张而引起的一种功能性近视。如果不及时进行解痉矫治，日久后就发展成真性近视。具体的预防与护理措施主要有以下几个方面。

1. 培养正确的读书、写字姿势，不要趴在桌子上或扭着身体读书、写字。书本和眼睛应保持 30cm，身体离课桌应保持一个拳头的距离，手离笔尖 2.5cm 左右。课桌椅应适合学生身高。

2. 看书写字时间不宜过久，持续 1 小时后要休息 10 分钟。眼睛远眺，多看绿色植物。

3. 写字、读书的光线要适当，光线最好从左边照射过来。不要在太暗或者太亮的光线下看书、写字。尽量使用无频闪灯具。

4. 积极开展户外体育锻炼，保证学生每天有 1 小时的体育活动。

5. 教导学生写字不要过小、过密，不要写斜字、草字。

6. 认真做好眼保健操（揉四白穴、揉太阳穴、轮刮眼眶等）。

7. 少看电视，少使用手机、电脑。

8. 注意补充营养与休息。应多吃些富含维生素的各种蔬菜。胡萝卜含维生素 B，对眼睛有好处。少吃含糖食物。

【按语】

推拿治疗假性近视有明显效果。假性近视为功能性，多发生于青少年，视力可在数周或 1～2 个月内下降，适当休息后又可得到某种程度的恢复。真性近视为器质性改变，不能自然恢复。鉴别诊断方法最可靠的是睫状肌麻痹法：用睫状肌麻痹药放松调节，使睫状肌松弛，使眼处于静态屈光状态，再查视力及验光确定。具体方法（供参考）：用 1% 阿托品滴眼剂，每日 1～2 次，连续 3～4 天；0.5% 托品酰胺每 5～15 分钟 1 次，共 6 次。滴眼前、后分别查小孔镜下裸眼视力，若散瞳后视力不变为真性近视，视力增加为假性近视；验光有近视屈光度为真，无近视屈光度为假。

小结

近视是指眼在不使用调节时，平行光线通过眼的屈光系统屈折后，焦点落在视网膜之前的一种屈光状态。近视发生的病理原因大多为眼球前后轴过长（称为轴性近视），其次为眼的屈光力过强（称为屈光性近视）。患病因素主要与用眼方式、遗传和营养缺乏有关。近视的分类按近视程度可分为轻度近视、中度近视和高度近视；按照屈光成分可分为轴性近视、曲率性近视、指数性近视；按调节性可分为假性近视、真性近视和混合性近视。近视的临床表现主要有视力减退、外斜视、视力疲劳和眼球突出。推拿治疗假性近视有明显效果，对轴性近视有改善视力的作用。主要治则是调和气血，疏通脉络。由于近视多发生在学龄期及青春期，因此推拿治疗时多按成人推拿治疗思路，以局部治疗及远部循经推拿为主。

【思考题】

1. 简述推拿治疗近视的基础方及具体操作。

2. 推拿治疗近视时，如何在基础方的基础上按不同的中医证型加减处方。

3. 如何对近视患儿及其家属进行相关的健康教育？

第十九节　鼻　炎

【导学】本节主要介绍鼻炎的基本概念、病因病机、临床表现、诊断与鉴别诊断、分证推拿治疗及其预防与护理要点等。

学习重点　鼻炎的中医学病因病机及推拿治疗。

学习要求

1. 掌握鼻炎的中医学病因病机及推拿治疗。

2. 熟悉鼻炎的临床表现、诊断及鉴别诊断。

3. 了解鼻炎的预防与护理要点。

鼻炎是指因鼻腔黏膜和黏膜下组织炎症而致鼻塞、流涕、喷嚏等鼻部症状的一种疾患。鼻炎在人群中发病率较高，达 20% 左右，随着环境污染的加重，其发病率有增高趋势。本病可以发生于任何年龄，也是小儿的常见疾病，在学龄儿童中发病尤多。四季均可发病，冬季症状较重。急性鼻炎可合并有上呼吸道感染，但部分鼻炎患儿就诊时，由于其主诉与临床不适症状多由家长代述，患儿的真正临床不适症状常常不能被准确地描述，从而被误诊为上呼吸道感染，导致抗生素的不合理应用。鼻炎虽然不是一种严重的疾病，但是可以对患者的日常生活与学习造成影响，且与鼻窦炎及其他伴发病如结膜炎有关，鼻炎还是哮喘的危险因素之一，因此，积极治疗鼻炎尤其是急性鼻炎具有重要的临床意义。

【病因病机】

鼻炎属于中医学的伤风鼻塞、鼻窒等范畴。其发病的主要原因有风邪犯肺、肺脾气虚、气滞血瘀三个方面，但总以肺气不足、风邪异气犯肺为其根本原因。鼻为肺窍，肺为娇脏，不耐寒热；肺主清肃宣发，为清净之脏。当患儿肺虚卫弱时，风邪异气夹寒、夹热乘虚侵袭，致风寒束肺或风热郁肺而发病。风邪异气犯肺，肺失清肃，气息出入受阻，则鼻窍不通。因此本病常因气候变化、寒热不调时发病。当小儿肺气虚弱、卫外不固，或脾虚失运、湿浊滞留，则易感受外邪，致外邪与湿浊停聚鼻窍。可见，肺气不足是本病发病的内在根本原因，气候变化、寒热不调引起的风邪异气是发病的主要外因。当外邪屡犯鼻窍，病性迁延，日久不愈，邪毒入脉，壅阻气血，气血运行不畅，鼻脉受阻而成血瘀鼻窒，因而气滞血瘀也是本病的发病原因之一。

西医学认为，急性鼻炎往往为呼吸道感染的一部分，是鼻腔黏膜的急性感染性炎症，主要为病毒感染或者在病毒感染基础上继发细菌感染。急性鼻炎治疗不当极易转化为慢性鼻炎。慢性鼻炎的病因分局部因素、全身因素及环境因素。局部因素：急性鼻炎反复发作或没有得到彻底治疗，鼻中隔偏曲，邻近组织感染，以及鼻腔用药不当、吸烟过度等；全身因素：慢性消耗性疾病，以及内分泌失调等；此外，还与长期吸入污染的空气等环境因素有关。过敏性鼻炎的发病因素比较复杂，主要与遗传及环境因素有关，与环境因素中的过敏原关系尤其密切。引起婴儿过敏性鼻炎的常见过敏原有室内尘螨、宠物的皮屑与毛发、禽类羽毛等，室内空气污染如香烟、家具散发出来的甲醛也是常见的过敏原。牛奶、鸡蛋及鱼虾等食物也可以引起幼儿过敏性鼻炎。在学龄前期及学龄期儿童中，花粉及真菌孢子作为过敏原逐渐增多。其发病机理，传统上认为是一种由 IgE 引起的鼻黏膜炎症反应，主要病理变化为鼻黏膜水肿，大量嗜酸性粒细胞浸润，晚期黏膜可呈肥厚性改变。

【临床表现】

1. 风邪犯肺　鼻塞，流涕，头痛，嗅觉不灵，甚则不闻香臭。夹热者，多伴见鼻痒喷嚏，鼻气灼热，涕少而黄稠，咽痛口渴，舌红苔薄黄，脉数；夹寒者，可伴见头痛恶寒，涕多而质清稀，舌淡苔薄白，脉浮。

2. 肺脾气虚　长期鼻塞，时轻时重，左右交替，病性反复，经久难愈，伴少气懒言，倦怠乏力，易感冒，纳差便溏，舌淡苔白，脉细沉。

3. 气滞血瘀　鼻塞较甚，持续不减，鼻涕难以擤出，鼻音重浊，嗅觉迟钝，甚至香臭难辨，舌质暗红，脉弦涩。

【诊断与鉴别诊断】

1. 诊断　参考中华医学会制定的《变应性鼻炎诊断和治疗指南》（2015）和《儿童变应性鼻炎诊断和治疗指南》（2010 年）。

（1）临床症状　喷嚏、清水样涕、鼻塞、鼻痒等症状出现 2 项以上（含 2 项），每天症状持续或累计在 1 小时以上，可伴有眼痒、结膜充血等眼部症状。

（2）体征 常见鼻黏膜苍白、水肿，鼻腔水样分泌物。酌情行鼻内镜和鼻窦 CT 等检查。

（3）皮肤点刺试验 使用标准化变应原试剂在前臂掌侧皮肤点刺，20 分钟后观察结果。

（4）血清特异性 IgE 检测可作为过敏性鼻炎诊断的实验室指标之一。

2. 鉴别诊断

（1）非过敏性鼻炎 常年发病，浆液性或黏液性分泌物增多，鼻黏膜肿胀致鼻塞、阵发性喷嚏，使用鼻减充血剂可减轻症状。

（2）药物性鼻炎 反复使用鼻减充血剂，停药后出现反跳性症状加重而不得不继续使用，导致症状缓解时间缩短。

（3）增殖体肥大 以鼻塞为主要症状，常伴有张口呼吸、呼吸粗且有声、打鼾等，黏液性分泌物增多。

【治疗】

1. 基础方 黄蜂入洞 50 次，揉二人上马 1000 次。黄蜂入洞能疏通局部经络气血以通鼻窍，揉二人上马能滋补肺肾，扶助正气以固表。

2. 辨证加减

（1）风邪犯肺

①治则：疏风解表，风热者兼以清热，风寒者兼以散寒。

②处方：风热者，基础方加清天河水与清补肺经各 300 次，揉一窝风 500 次。风寒者，基础方加上推三关 300 次，揉一窝风、膊阳池各 500 次。

③方义：揉一窝风能疏风解表，宣肺开窍，无论风热、风寒之鼻窍均可用之。清天河水性凉，结合清补肺经以清肺经积热。上推三关可温阳祛寒，揉膊阳池可解表散寒、祛风止痛，主治鼻塞、流涕、头痛。

（2）肺脾气虚

①治则：补益肺气，健运脾胃。

②处方：补肺经、脾经及揉板门各 500 次。

③方义：补肺经能补益肺气；补脾经、揉板门能健运脾胃，培土生金。

（3）气滞血瘀

①治则：行气活血，通络利窍。

②处方：擦山根 20 次，揉水沟及迎香 50 次，按揉双侧合谷穴 3～5 分钟。

③方义：擦山根、揉水沟及迎香为局部治疗，能疏通局部经络、行气活血。阳明经多气多血，合谷穴是手阳明大肠经的原穴，按揉之能理血活血，通络利窍。

病例分析

韦某，女，12 岁。

主诉：鼻塞时轻时重反复发作约半年，加重 3 天。

现病史：诉平素易于感冒，每当遇寒冷空气时鼻塞加重。3 天前因受风寒而出现鼻塞症状加重，流清涕，伴头痛、咳嗽，痰多色白，舌淡红，苔白，脉缓。

诊断：鼻窒，证属外邪犯肺、风寒束表。

病机分析：患者肺气虚弱，卫外不固，风寒之邪乘虚而入，侵犯肺鼻，肺失清肃，鼻腔气息出入受阻，则鼻窍不通。

治则：疏风散寒，宣肺通窍。

处方：先行上推三关300次，继以揉一窝风、脾阳池各500次，揉二人上马1000次，最后用黄蜂入洞手法操作10次。

【预防与护理】

1. 加强身体锻炼，增强体质与抗病能力。
2. 注意气候变化，避免遭受风寒。
3. 避免接触粉尘、宠物毛屑等过敏原。
4. 避免局部长期使用血管收缩剂，以免形成药物性鼻炎。
5. 鼻塞严重鼻涕难以擤出时，不可强行擤鼻，以免邪毒入耳诱发中耳炎。
6. 患儿如同时患有上、下呼吸道疾病，应该采取相应的综合治疗措施。
7. 对持续性过敏性鼻炎患儿应根据病史、胸部检查结果，确定有无并发哮喘。
8. 配合针灸疗法中的穴位贴敷如三九贴与三伏贴，可显著增强疗效，预防复发。

【按语】

鼻炎是小儿的常见疾病，在学龄儿童中发病尤多。部分鼻炎常被误诊为上呼吸道感染，导致抗生素的不合理应用，鼻炎还是哮喘的危险因素之一，因此，积极治疗鼻炎具有临床现实意义。推拿疗法对鼻炎有较好疗效，尤其是急性鼻炎，经2～5次的治疗即可获得显著疗效。

小结

鼻炎是指因鼻腔黏膜和黏膜下组织炎症导致鼻塞、流涕、喷嚏等鼻部症状的一种疾患，学龄儿童中发病较多。本病属于中医学的伤风鼻塞、鼻窒等范畴，发病的主要原因为肺气不足、风邪异气犯肺。鼻炎是哮喘的危险因素之一，因此必须积极治疗。

推拿疗法有较好的临床疗效，但要根治却有一定困难。临床中常常将之分为风邪犯肺、肺脾气虚、气滞血瘀三种证型，无论何种证型均以黄蜂入洞与揉二人上马作为推拿疗法的基础方。如为风邪犯肺之风热郁肺者，则以宣肺解表与疏风清热为治疗原则，基础方加清天河水、清补肺经、揉一窝风；如为风邪犯肺之风寒束肺者，则以宣肺解表与疏风散寒为治疗原则，基础方加上推三关、揉一窝风、揉脾阳池；如为肺脾气虚者，以补益肺气、健运脾胃为治疗原则，基础方加补肺、脾二经及揉板门；如为气滞血瘀者，以行气活血、通络利窍为治疗原则，基础方加擦山根，揉水沟、迎香、合谷。患儿如同时患有上、下呼吸道疾病，应该采取相应的综合治疗措施。此外，还可以配合穴位贴敷疗法，如三九贴与三伏贴，以增强疗效，预防复发。

【思考题】

1. 鼻炎的病因病机是什么？
2. 运用小儿推拿治疗鼻炎的基础方及其方义是什么？
3. 运用小儿推拿治疗风邪犯肺型鼻炎时，如何在基础方的基础上加减处方？
4. 运用小儿推拿治疗肺脾气虚与气滞血瘀型鼻炎时，如何在基础方的基础上加减处方？

第二十节 小儿肌性斜颈

【导学】本节主要介绍小儿肌性斜颈的基本概念、病因病机、临床表现、诊断及鉴别诊断、推拿治疗及其预防与护理要点等。

学习重点 小儿肌性斜颈的概念、病因病机及推拿治疗。

学习要求

1. 掌握小儿肌性斜颈的概念、病因病机及推拿治疗。

2. 熟悉小儿肌性斜颈的临床表现、诊断及鉴别诊断。

3. 了解小儿肌性斜颈的预防与护理要点。

小儿肌性斜颈是指以头向患侧歪斜、前倾，颜面旋向健侧，使颈部活动受到限制的临床常见病。临床上，斜颈除极个别为脊柱畸形引起的骨性斜颈、视力障碍的代偿姿势性斜颈和颈部肌麻痹导致的神经性斜颈外，一般系指一侧胸锁乳突肌挛缩造成的肌性斜颈。此病以先天性为主，多发于出生后两周至一个月的小儿，发病率为 1% ～ 2%。

【病因病机】

本病归属于中医学的筋伤范畴，其病因病机主要是由于难产损伤胎儿颈部，致局部瘀血阻滞，脉络不通，瘀血结聚经筋而成。西医学认为，肌性斜颈的病理主要是患侧胸锁乳突肌发生纤维性挛缩，起初可见纤维细胞增生和肌纤维变性，最终全部为结缔组织所代替。其病因有多种学说，目前无明确的权威结论。

1. 多数学者认为，本病与损伤有关。分娩时一侧胸锁乳突肌因受产道或产钳挤压受伤出血，血肿机化形成挛缩。

2. 有些学者认为，本病分娩时胎儿头位不正，阻碍一侧胸锁乳突肌血运供给，引起该肌缺血性改变所致。

3. 有些学者认为，本病由于胎儿在子宫内头部向一侧偏斜所致，而与生产过程无关。

【临床表现】

头向一侧倾斜是其最为主要的临床表现。发病初期颈部一侧可发现梭形肿物（有的经半年后，肿物可自行消退），以后患侧的胸锁乳突肌逐渐挛缩紧张，呈条索状改变，患儿头部向患侧倾斜而颜面部旋向健侧。少数患儿仅见患侧胸锁乳突肌在锁骨的附着点周围有骨疣样改变的硬块物，若不及时治疗，患侧颜面部的发育会受影响，健侧一半的颜面部也会发生适应性的改变，使颜面部不对称。在晚期病例中，一般伴有代偿性的胸椎侧凸。

【诊断与鉴别诊断】

1. 诊断要点

（1）患儿头倾向患侧，颜面转向健侧。

（2）头与面部可产生继发性畸形，患侧颜面部较健侧颜面部小。

（3）触诊时在患侧胸锁乳突肌内可触及硬而无痛的梭形肿物。

（4）排除脊柱畸形引起的骨性斜颈、视力障碍代偿姿势性斜颈和颈部肌麻痹导致的神经性斜颈。

2. 鉴别诊断

（1）神经性斜颈 如颅后窝肿瘤、脊髓空洞和婴儿阵发性斜颈，同时有运动功能障碍、反射异常、颅内压升高，或 MRI 显示脑干位置下降。此外，颈部运动受限伴有疼痛、斜视、眼球震颤、眼外肌麻痹、肌肉僵硬、过度兴奋等均为颅内病变的重要体征。

（2）眼性斜颈　多为先天性斜视，眼球外上方肌肉麻痹致斜颈。通常在出生 9 个月后，患儿能坐稳后才能诊断，因坐起后患儿试图自我纠正斜视或复视而出现斜颈症状。矫正眼肌失衡后，斜视消失。

（3）骨性斜颈　如先天性短颈综合征，除颈部姿势异常，还有颈部活动受限。

（4）婴儿良性阵发性斜颈　婴儿期偶见，每次发作时间自几分钟至数天不等，同时可有躯体侧弯。本病预后良好，原因不明。有时发作停止后出现共济失调，似与小脑功能异常有关。

【治疗】

1. 治则　活血化瘀，消肿散结。

2. 处方　患侧颈部，以及局部阿是穴与风池、耳后高骨等穴位。

3. 具体操作方法　患儿取仰卧位。术者用拇指或食、中指螺纹面推揉患侧的胸锁乳突肌 2～3 分钟；拇指与食、中指相对，拿捏患侧胸锁乳突肌 2～3 分钟；需重点推揉、拿捏局部肿块与条索状挛缩部位。然后术者一手扶住患侧肩部，另一手扶住患儿头顶，使患儿头部渐渐向健侧肩部倾斜，逐渐拉长患侧胸锁乳突肌，反复进行 8～10 次；接着一手扶住患侧头部，一手托住健侧下颌部，将患儿面部慢慢向患侧旋转 3～5 次。然后再次推揉患侧胸锁乳突肌 1～2 分钟。最后用拇指按揉患侧的耳后高骨、风池、肩井、翳风等穴位 4～6 分钟。局部操作时常常配合使用润滑剂。

4. 方义　推揉及拿捏患侧胸锁乳突肌，能活血化瘀、消肿散结，改善局部血运供给，缓解肌肉痉挛，促使肿物消散；伸展扳拉患侧胸锁乳突肌，能改善和恢复颈部活动功能。

病例分析

孙某，男，1 岁。2005 年 4 月初诊。

主诉（家长代诉）：头部向左侧倾斜而下颌部旋向右侧，两侧颜面不对称，左侧变小。

现病史：患儿出生时有缺氧病史，但无后遗症。患儿出生时因横位，且羊水偏少，有脐带绕颈而行剖宫产。现患儿饮食及二便正常。查：患儿下颌右偏，头歪向左侧，左侧胸锁乳突肌可触及包块，颈活动度尚可。

诊断：小儿肌性斜颈。

病机分析：患儿由于脐带绕颈而导致左侧胸锁乳突肌受压，长期受压导致缺血缺氧造成胸锁乳突肌痉挛，左侧胸锁乳突肌较右侧短，使患儿头部向左侧倾斜而下颌部旋向右侧。

治则：活血化瘀，消肿散结。

处方：患儿取仰卧位。术者在患侧的胸锁乳突肌施用推揉法，拿患侧胸锁乳突肌。术者一手扶住患侧肩部，另一手扶住患儿头顶，使患儿头部渐渐向健侧肩部倾斜，逐渐拉长患侧胸锁乳突肌，反复进行数次。接着一手扶住患侧头部，一手托住健侧下颌部，将患儿面部慢慢向患侧旋转 3～5 次。然后再次推揉患侧胸锁乳突肌 1～2 分钟。最后用拇指按揉患侧的耳后高骨、风池、肩井及翳风等穴位。

【预防与护理】

1. 注意观察婴幼儿的日常活动，做到早发现、早诊断、早治疗、早康复。

2. 推拿出汗后，谨避风寒。

3. 注意培养儿童良好的生活习惯，尽量采用与斜颈方向相反的动作和姿势，以利于矫正。如喂奶、用玩具改变患儿头部方向。

4. 病程太长如超过1年且胸锁乳突肌挛缩严重，甚至纤维化，经推拿治疗半年无效者，应考虑手术治疗。

【按语】

推拿治疗小儿肌性斜颈有较好的疗效，是本病的首选治疗方法。但在治疗前应与骨性斜颈、眼性斜颈、神经性斜颈等相区别。其目的是改善局部血液循环，增加局部营养代谢，最大限度恢复该肌的功能，故在治疗过程中，对局部肌肉尤其是经筋结节点充分放松十分重要。此外，对该肌肉起止点的治疗及被动运动也是重要的治疗方法。推拿治疗本病时年龄越小，治疗效果越好。一般小儿出生10天后即可手法治疗，但早期不宜过早使用牵伸及颈部旋转手法，以免造成新的损伤。可早晚各治疗1次，疗程1～6个月。在治疗时，首先要明确哪一侧是患侧，对于临床上那些症状不够典型的患儿，将其患侧搞错的情况临床上时有发生，应引起高度重视。

小结

推拿治疗小儿肌性斜颈操作简便，患儿无痛苦，疗效较佳。按揉法可促进局部血液循环，缓解肌肉痉挛，从而起到活血化瘀、软坚散结消肿的作用；牵拉旋转法能伸展胸锁乳突肌，改善和恢复颈部活动功能。小儿皮肤娇嫩，术者手法要柔和，做到轻而不浮，重而不滞，禁止硬扳和动作粗暴。同时局部使用润滑剂，如滑石粉等。

小儿斜颈治疗越早，治愈率越高，因此要注意早发现、早治疗。治疗时重点施治胸锁乳突肌的病变，同时也应顾及面部、颈肩部的变化，及时治疗，尽量避免畸形的发生。本病病程较长，治疗不能操之过急，术者要有耐心，家长要有恒心。

治疗期间嘱家长积极配合，经常利用玩具、灯光吸引患儿注意力，使头部向歪斜相反方向旋转，尤其在睡眠时用枕头垫于患侧以巩固疗效。通过推拿治疗，多数患儿能治愈或好转，如果经过长时间的推拿治疗后，仍然未见明显改善，则应考虑手术治疗。

【思考题】

1. 小儿肌性斜颈的病因病机是什么？
2. 运用小儿推拿治疗小儿肌性斜颈时，其治则、处方及具体操作方法是什么？

附 录

附录一　小儿推拿流派介绍

推拿流派是指在推拿操作与临床运用等方面通过世代传袭逐渐形成不同于别人的、具有自身特色和风格的群体。小儿推拿独特的治疗体系形成于明代，其标志为《小儿按摩经》《小儿推拿秘旨》《小儿推拿秘诀》3 部小儿推拿专著的相继问世。以后，历代小儿推拿医家因为时间、地域、治疗风格的不同和对《小儿按摩经》的理解、发挥不同，所以对小儿推拿包括穴位、手法、操作方法也有了不同的认识和理解，逐渐形成小儿推拿的不同流派。目前国内发展比较充分、影响较大的儿科推拿流派有山东地区的推拿三字经流派（李德修推拿流派）、孙重三推拿流派及张汉臣推拿流派、北京地区的小儿捏脊流派、上海地区的海派儿科推拿和湖南地区的刘开运儿科推拿流派。以上流派均有其理论总结和相关著述，不同的流派丰富了小儿推拿理论体系，并为小儿推拿的理论和临床继续向前发展起到了促进和推动的作用。现将上述各流派简介如下。

一、推拿三字经流派（李德修推拿流派）

清朝徐谦光自 1877 年完成了《推拿三字经》，创建了三字经推拿流派，该流派的主要学术特点是：通治成人和小儿，取穴少而精，手法简，时间长，注重独穴，偏重望诊和五脏辨证等。山东省青岛市中医院已故老中医李德修是清末胶东著名推拿名医徐谦光的第四代传人，继承了徐氏推拿学派之精华并结合个人临床经验对其有所发展，著有《李德修小儿推拿技法》一书。其发展和创新主要表现在以下几个方面：

1. 手法　徐氏书中仅指出年龄不同，手法轻重与时间长短也不同。李氏在此基础上增加了地区南北、气候寒暖、身体强弱也必须加以区别，否则不能取效。寒冷地区推拿所用时间有时为温暖地区的数倍乃至十倍，才能取效，同时节令寒暖也须灵活变化，甚至室内的温度也应注意。推体质强健人手法必须重些，推体弱人与敏感人的手法必须轻些。同时，李氏又强调了推拿时用力要匀，自始至终都要沉着稳定、轻重一致。此外，李氏采用滑石粉作为润滑剂，替代了葱姜香油，既洁净又便利。

2. 取穴　在取穴方面，李氏比徐氏更加简化。李氏主张不分男女，一律只在左手取穴。徐氏原著说，男子左手六腑和女子右手三关都属凉穴，李氏则无论男女皆取左手，三关为热穴，六腑为凉穴，临床证明疗效可靠，更便于记忆掌握，较徐氏原说更优。

3. 望诊　在望诊方面，李氏增加了观测小儿活动姿态推测病情。例如小儿时时用手搓揉头目，为头痛头晕之征；患胆道蛔虫的小儿，痛时面青，手抱胸胁，仰而摇身；患肠梗阻，痛时身作翻绞状；食积腹痛发作，时有痛时汗出。总之，在望神色形态外，注意观察多方面的情况，有利于帮助诊断。

4. 运用　李氏在徐氏五脏辨证的基础上，发展了穴位运用。例如，小儿瘫痪无热而下肢发凉，李氏除用三关助其回阳生热外，因肾主骨、肝主筋、脾主四肢就用二马补其肾，用平肝以助其筋，用补脾以加强四肢的活动，这几个穴位互相配合取得了明显的疗效。利用五脏功能与生克关系，灵活运用诸穴，扩大了治疗范围，提高了临床疗效。

总之，李德修推拿手法在徐氏的基础上有了很大的发挥，特别是治疗有效的病种比徐氏多一倍，使三字经流派推拿技术更简化、治疗范围更广、疗效更好。

二、孙重三推拿流派

本流派以山东中医学院（现为山东中医药大学）附属医院已故老中医孙重三为代表。孙重三20岁时拜老中医林椒圃为师，以林氏的推拿手法为基础，钻研了《小儿推拿广意》《幼科推拿秘书》《厘正按摩要术》等专著，集众家之长于一体，结合个人的临床实践，编著有《小儿推拿疗法简编》《通俗推拿手册》等书。

孙重三首先重视"天人合一"的整体观念，诊病强调闻诊和望诊；施术以按、摩、掐、揉、推、运之法最常用，搓、摇多做辅助；施术时聚精会神，把意念集中于施术部位，手法轻巧、柔和、渗透。该流派常用的穴位有70多个，并继承了林氏"十三大手法"——摇斗肘、打马过天河、黄蜂入洞、水底捞月、飞经走气、按弦搓摩、二龙戏珠、苍龙摆尾、猿猴摘果、揉脐及龟尾并擦七节骨、赤凤点头、凤凰展翅、按肩井。孙重三立足辨证，宗"寒者热之，热者寒之，虚者补之，实者泻之"之旨，取穴灵活、随症加减。在取穴上，该派多用手穴配伍体穴，相辅相成增强疗效。如用"四大手法"（开天门、推坎宫、运太阳、运耳后高骨）配伍他穴治疗头面诸疾和外感病。推天柱骨治呕吐，揉脐及龟尾治疗胃肠病，分推胸八道治疗呼吸系统疾病，推箕门以利小便等，都是临床用之有效的方法。

三、张汉臣推拿流派

该流派以山东青岛医学院（现为青岛大学青岛医学院）附属医院已故老中医张汉臣为代表，著有《实用小儿推拿》《小儿推拿概要》等书。

张汉臣根据临床应用，对推拿手法作了较为详尽的论述，如"术者以拇指端在选定部位向下先用缓力压之，少停再用缓力，以后慢慢将手指抬起，则称之为按"。临床常用的有按百会，该法有升提功用，治疗脱肛、慢性消化不良，效果显著，但在患儿有呕吐、恶心及痢疾有里急后重时若用此穴，能使病情加重，故需注意；按天门有发汗解表作用，如感冒高烧无汗，或身上有汗而头部无汗者，以拇指按本穴 1～2 次，可以立见汗出，屡收奇效。又如揉法，多"以拇指、食指或中指按某一穴位，左右旋转"操作，而张氏尚有上下揉法，用于揉黄蜂入洞、揉二扇门、揉精宁和揉一窝风，其中精宁穴定位在"第四五指的指蹼背侧处"，并指出"单用本穴时间较长，患儿多见形容消瘦、短气无力等现象"，具有重要的临床指导意义。

张氏注重补泻并认为补泻有两种含义：一是指补泻手法，常用的有方向补泻、轻重补泻和徐疾补泻。张氏认为操作手法速度要微快和微用力，虽患儿兼有热邪，但在补法中微用力和速度微快，乃为补中有泻之意，则是标本兼治之法。儿科临床常见虚实夹杂之证，攻则愈虚，补则有闭门留寇之患，而张氏活用补泻手法，补中有泻，标本可以兼治。张氏也善用平补平泻法，其中来回推法称为清法，常用于治实证时取脾土、肺金穴，有泻中寓补之意，符合小儿肺脾常不足的生理特点。二是指治法，即虚者补之，实者泻之。

张氏治病，重辨证论治，善配伍施术。从病因、症状、治疗、方义浅析和加减法 5 个方面叙述。临证十分重视标本夹杂证的处理，不同情况结合病情的缓急、轻重做出恰当的处理方案，分别采用先治、后治、兼治等。在诊治中有一定程序，做到有条不紊。推拿操作仿药物治疗的八法原则配伍应用，如"表实无汗者，应以开泄腠理，逐邪外出，可采用汗法，揉二扇门和一窝风二穴发汗最为适宜；又如痰涎壅结，或误食毒物尚未到肠时，可速用吐法，点天突、推板门二穴催吐最快……并注重辨证分型论治，如麻疹分初起、顺证、逆证三型论治；咳嗽分外感与内伤两型论治；哮喘分实喘与虚喘论治"。执简驭繁，治理分明。特别是临证处方讲究配伍施术，善于将推拿操作两个或三个按序配伍在一起，类似中药的药对或药组。通过对前贤配伍施术经验的总结，在临床实践中加以发展，形成了从单个推拿操作到数对或数组，最后组合成推拿处方。

该流派善于与西医学结合研究小儿推拿，对治疗消化道疾病之首选穴补脾土进行了实验研究，结果证明推补脾土使胃酸度有明显的增加，对胃蠕动以及对蛋白质的消化均有明显的促进作用。

四、小儿捏脊流派

该流派以北京地区已故捏脊专家冯泉福为代表。冯泉福为冯氏捏脊术的第四代传人，其弟子李志明根据其学术思想编著有《小儿捏脊》一书，并将捏脊疗法的主治范围扩大，通治小儿诸病。该流派手法有八种，称为"捏脊八法"，即捏、拿、推、捻、提、放、按、揉八个基本手法。捏脊手法亦分补泻，主要是通过捏拿皮肤的厚薄、指力的轻重以及推捻速度的快慢来体现。以捏放次数少、捏拿皮肤薄、指力轻、推捻速度慢为补，反之则为泻，即"轻补重泻"。捏脊，因其长于治疗儿科积聚一类疾病，又称为"捏积"，故该流派对小儿积证有其独到见解，将积证分为四型，即乳积、食积、痞积和疳积，并指出捏脊疗法旨在通过捏拿患者督脉（因十二经脉隶属督脉），达到经络的良性感传，加之刺激膀胱经上有关的俞穴，恢复受损之脏腑，疏通阻滞之气血，从而使停滞之食物得以运行消化。小儿捏脊流派在北京地区影响颇大，冯泉福有"捏积冯"之美称。除捏脊外，内治有冯氏消积散，外治有冯氏化痞膏。

五、海派儿科推拿

该流派以上海地区小儿推拿名家金义成为代表。金义成对推拿发展史、历代推拿文献颇有研究，以儿科推拿见长。著有《小儿推拿》《小儿推拿图解》《海派儿科推拿图谱》等书。海派儿科推拿学术特色在于兼收并蓄，着重创新。该流派手法除了继承按、摩、掐、揉、推、运、搓、摇传统八法外，还融入了上海地区的一指禅推拿、擦法推拿、内功推拿三大流派的手法，并称之为

"推拿十六法"。在治法的运用上，除了传承"汗、吐、下、和、温、清、补、消"八法之外，提出了"通"法的应用，揭示推拿能使"寒热咸和"，具有"开达抑遏""疏通气血""开关利气"的功用。在临证时强调"痛则通""不痛则不通"，根据"通则不痛，不通则痛"原理，寻求病症异常的反应点，以痛为输，通过对痛点的治疗，达到祛除病痛的目的。在理论上，基于推拿以手法为防治病症的主要手段，加之小儿特定穴位有点、线、面之特点，且穴位和部位同用，因而提出了"穴部"的观点。此外，对于小儿推拿对象的界定，金义成根据其个人经验特别指出，小儿推拿穴位和复式操作法的应用，主要是针对6周岁以下的儿童，对3周岁以下的效果更佳。对于6周岁以上的儿童其取穴和手法可相应采取类似成人推拿的方法。

六、刘开运推拿流派

该流派以湖南地区推拿名家刘开运为代表。刘开运出身中医世家，苗汉后裔，御医后代，家族业医已三四百年，祖传中医、草医、推拿三套绝技，融汉、苗医药于一炉，独树一帜，尤擅长儿科推拿。主编《中华医学百科全书·小儿推拿学》一书。

刘氏手法操作简单，临床常用的只有推、运、拿、揉、捣、掐六个常用手法。本流派有时两穴联推，如清肝经和清肺经，退六腑和清胃经，如此联推，操作者既省时又省力，亦能较快地控制病情。临床上又将揉法与掐、按相结合，形成复合手法，常用形式有三种：揉中加按法、揉按法、掐后加揉法。例如，肺俞、膻中、乳根、乳旁、中脘、足三里、涌泉等穴部多用揉按或揉中加按法，偏重于止咳、平喘、止呕、止泻、止痢；百会、水沟、承浆、四横纹、一窝风等穴多用掐后加揉法，偏重于止痉、止痛、醒神等。

刘氏治疗以清为主。小儿患病实证、热证居多，故本流派治病取穴以清法为主，主张祛邪为先。临床常在肝经、肺经、胃经、大肠经取穴，少用补法，清天河水、退六腑常用，而推三关少用，尤以清肝经在治疗中应用甚多，如清肝经配清肺经主治呼吸道疾病；清肝经配清胃经主治消化道疾病。肺非极虚不宜妄补，补则呼吸满闷。胃经清之则气下降，补之则气上升，胃气以降为顺，故胃经宜清不宜补。大肠经不可多补，如欲加强其功能，可用清补法。

刘氏针对小儿生理病理特点，灵活运用清补手法于五经之中。如小儿"脾常不足"，故脾经在手法运用上以补为主，但不可拘泥，若见烦渴多饮或发热唇干燥裂，属脾胃热甚，宜用清法方能奏效；小儿"肝常有余"，肝经手法运用原则上只清不补，否则易致烦躁不安，甚至肝风内动，若确诊为慢惊风，可用补后加清法；小儿"心常有余"，心经在手法运用上宜清不宜补，以防引动心火，若确诊为心血不足，可用补后加清法；小儿"肺常不足"，肺经手法运用视临证情况而定，可清可补，或清补兼施；小儿多肾虚，肾经手法运用只补不清，若属膀胱湿热，可清后溪代之。

刘氏推拿勿忘开窍。小儿推拿属内病外治。若经络不畅，关窍不通，内外不相联系，施之体表穴位之手法则难以起到调整内脏功能之作用。因此，推治诸穴之始，应首先通窍，推治诸穴之终，则应注意关窍。推拿常用的开关窍穴及操作法有：开窍头部手法——直推天门、分推坎宫、直推太阳；开窍手部手法——揉按总筋、分推阴阳等。

附录二 小儿推拿文献选读

一、小儿按摩经（又名保婴神术按摩经）（节选）

夫小儿之疾，并无七情所干，不在肝经，则在脾经；不在脾经，则在肝经。其疾多在肝、脾两脏，此要诀也。急惊风属肝木风邪有余之症，治宜清凉苦寒、泻气化痰。其候或闻木声而惊；或遇禽兽驴马之吼，以致面青口噤；或声嘶啼哭而厥，发过则容色如常，良久复作，其身热面赤，因引口鼻中气热，大便赤黄色，惺惺不睡。盖热甚则生痰，痰盛则生风，偶因惊而发耳。内服镇惊清痰之剂，外用掐揉按穴之法，无有不愈之理。至于慢惊，属脾土中气不足之症，治宜中和，用甘温补中之剂。其候多因饮食不节，损伤脾胃，以泻泄日久，中气太虚，而致发搐，发则无休止，其身冷面黄，不渴，口鼻中气寒，大小便青白，昏睡露睛，目上视，手足瘛疭，筋脉拘挛。盖脾虚则生风，风盛则筋急，俗名天吊风者，即此候也。宜补中为主，仍以掐揉按穴之法，细心运用，可保十全矣。又有吐泻未成慢惊者，急用健脾养胃之剂，外以手法按掐对症经穴，脉络调和，庶不致变慢惊风也。如有他症，穴法详开于后，临期选择焉。

·手法歌

心经有热作痰迷，天河水过作洪池。
肝经有病儿多闷，推动脾土病即除。
脾经有病食不进，推动脾土效必应。
肺经受风咳嗽多，即在肺经久按摩。
肾经有病小便涩，推动肾水即救得。
小肠有病气来攻，板门横门推可通，
用心记此精宁穴，看来危症快如风。
胆经有病口作苦，好将妙法推脾土。
大肠有病泄泻多，脾土大肠久搓摩。
膀胱有病作淋疴，肾水八卦运天河。
胃经有病呕逆多，脾土肺经推即和。
三焦有病寒热魔，天河过水莫蹉跎。
命门有病元气亏，脾上大肠八卦推。
仙师授我真口诀，愿把婴儿寿命培。
五脏六腑受病源，须凭手法推即痊，
俱有下数不可乱，肺经病掐肺经边。
心经病掐天河水，泻掐大肠脾土全，
呕掐肺经推三关，目昏须掐肾水添。
再有横纹数十次，天河兼之功必完，
头痛推取三关穴，再掐横纹天河连。
又将天心揉数次，其功效在片时间，
齿痛须揉肾水穴，颊车推之自然安。
鼻塞伤风天心穴，总筋脾土推七百，

耳聋多因肾水亏，掐取肾水天河穴。

阳池兼行九百功，后掐耳珠旁下侧。

咳嗽频频受风寒，先要汗出沾手边，

次掐肺经横纹内，乾位须要运周环。

心经有热运天河，六腑有热推本科，

饮食不进推脾土，小水短少掐肾多。

大肠作泻运多移，大肠脾土病即除，

次取天门入虎口，揉脐龟尾七百奇。

肚痛多因寒气攻，多推三关运横纹，

脐中可揉数十下，天门虎口法皆同。

一去火眼推三关，一百二十数相连，

六腑退之四百下，再推肾水四百完，

兼取天河五百遍，终补脾土一百全。

口传笔记推摩诀，付与人间用意参。

·阳掌图各穴手法仙诀

掐心经，二掐劳宫，推上三关，发热出汗用之。如汗不来，再将二扇门揉之、掐之，手心微汗出，乃止。

掐脾土，屈指左转为补，直推之为泻，饮食不进，人瘦弱，肚起青筋，面黄，四肢无力用之。

掐大肠，倒推入虎口，止水泻痢疾，肚膨胀用之。红痢补肾水，白多推三关。

掐肺经，二掐离宫起，至乾宫止，当中轻，两头重，咳嗽化痰，昏迷呕吐用之。

掐肾经，二掐小横纹，退六腑。治大便不通，小便赤色涩滞，肚作膨胀，气急，人事昏迷，粪黄者，退凉用之。

推四横纹，和上下之气血，人事瘦弱，奶乳不思，手足常掣，头偏左右，肠胃湿热，眼目翻白者用之。

掐总筋，过天河水，能清心经，口内生疮，遍身潮热，夜间啼哭，四肢常掣，去三焦六腑五心潮热病。

运水入土，因水盛土枯，五谷不化用之。运土入水，脾土太旺，水火不能即济用之。如儿眼红能食，则是火燥土也，宜运水入土，土润而火自克矣。若口干，眼翻白，小便赤涩，则是土盛水枯，运土入水，以使之平也。

掐小天心，天吊惊风，眼翻白偏左右，及肾水不通用之。

分阴阳，止泄泻痢疾，遍身寒热往来，肚膨呕逆用之。

运八卦，除胸肚膨闷，呕逆气吼噎，饮食不进用之。

运五经，动五脏之气，肚胀，上下气血不和，四肢掣，寒热往来，去风除腹响。

揉板门，除气促气攻，气吼气痛，呕胀用之。

揉劳宫，动心中之火热，发汗用之，不可轻动。

推横门向板门，止呕吐。板门推向横门，止泻。如喉中响，大指掐之。

总位者，诸经之祖，诸症掐效。嗽甚，掐中指一节。痰多，掐手背一节。手指甲筋之余，掐内止吐，掐外止泻。

·阴掌图各穴手法仙诀

掐两扇门，发脏腑之汗，两手掐揉，平中指为界，壮热汗多者，揉之即止。又治急惊，口眼歪斜，左向右重，右向左重。

掐二人上马，能补肾，清神顺气，苏醒沉疴，性温和。

掐外劳宫，和脏腑之热气，遍身潮热，肚起青筋揉之效。

掐一窝风，治肚疼，唇白眼白一哭一死者，除风去热。

掐五指节，伤风被水吓，四肢常掣，面带青色用之。

掐精宁穴，气吼痰喘，干呕痞积用之。

掐威灵穴，治急惊暴死。掐此处有声可治，无声难治。

掐阳池，止头痛，清补肾水，大小便闭塞，或赤黄，眼翻白，又能发汗。

推外关、间使穴，能止转筋吐泻。外八卦，通一身之气血，开脏腑之秘结，穴络平和而荡荡也。

·三　关

要　诀

三关出汗行经络，发汗行气此为先，
倒推大肠到虎口，止泻止痢断根源。
脾土屈补直为推，饮食不进此为魁，
疟痢疲羸并水泻，心胸痞痛也能祛。
掐肺一节与离经，推离往乾中间轻，
冒风咳嗽并吐逆，此经神效抵千金。
肾水一纹是后溪，推下为补上清之，
小便秘涩清之妙，肾虚便补为经奇。
六筋专治脾肺热，遍身潮热大便结，
人事昏沉总可推，去病浑如汤泼雪。
总筋天河水除热，口中热气并拉舌，
心经积热火眼攻，推之方知真妙诀，
四横纹和上下气，吼气腹疼皆可止。
五经纹动脏腑气，八卦开胸化痰最，
阴阳能除寒与热，二便不通并水泻。
人事昏沉痫疾攻，救人要诀须当竭，
天门虎口揉肨肘，生血顺气皆妙手。
一掐五指爪节时，有风被吓宜须究，
小天心能生肾水，肾水虚少须用意。
板门专治气促攻，扇门发热汗宣通，
一窝风能除肚痛，阳池专一止头疼，
精宁穴能治气吼，小肠诸病快如风。

手法治病诀

水底捞月最为良，止热清心此是强，

飞经走气能通气，赤风摇头助气长。

黄蜂出洞最为热，阴症白痢并水泻，

发汗不出后用之，顿教孔窍皆通泄。

按弦走搓摩，动气化痰多，二龙戏珠法，温和可用他。

凤凰单展翅，虚浮热能除，猿猴摘果势，化痰能动气。

手 诀

三关凡做此法，先掐心经，点劳宫：男推上三关，退寒加暖，属热；女反此，退下为热也。

六腑凡做此法，先掐心经，点劳宫：男退下六腑，退热加凉，属凉；女反此，推上为凉也。

黄蜂出洞：大热。做法：先掐心经，次掐劳宫，先开三关，后以左右二大指从阴阳处起，一撮一上，至关中离坎上掐穴。发汗用之。

水底捞月：大寒。做法：先清天河水，后五指皆跪，中指向前跪，四指随后，右运劳宫，以凉气呵之，退热可用。若先取天河水至劳宫，左运呵暖气，主发汗，亦属热。

凤单展翅：温热。用右手大指掐总筋，四指翻在大指下，大指又起又翻，如此做至关中，五指取穴掐之。

打马过河：温凉。右运劳宫毕，屈指向上，弹内关、阳池、间使，天河边，生凉退用之。

飞经走气：先运五经，后五指开张一，做关中用手打拍，乃运气行气也，治气可用。又以一手推心经，至横纹住，以一手揉气关，通窍也。

按弦搓摩：先运八卦，后用指搓病人手，关上一搓，关中一搓，关下一搓，拿病人手，轻轻慢慢而摇。化痰可用。

天门入虎口：用右手大指掐儿虎口，中指掐住天门，食指掐住总位，以左手五指聚住揉肘肘，轻轻慢慢而摇，生气顺气也。又法：自乾宫经坎艮入虎口按之。消脾。

猿猴摘果：以两手摄儿螺蛳上皮，摘之。消食可用。

赤风摇头：以两手捉儿头而摇之，其处在耳前少。治惊也。

二龙戏珠：以两手摄儿两耳轮戏之。治惊。眼向左吊则右重，右吊则左重；如初受惊，眼不吊，两边轻重如一；如眼上则下重，下则上重。

丹凤摇尾：以一手掐劳宫。以一手掐心经，摇之。治惊。

黄蜂入洞：屈儿小指，揉儿劳宫。去风寒也。

凤凰鼓翅：掐精宁、威灵二穴，前后摇摆之。治黄肿也。

孤雁游飞：以大指自脾土外边推去，经三关、六腑、天门、劳宫边，还止脾土。亦治黄肿也。

运水入土：以一手从肾经推去，经兑、乾、坎、艮至脾土按之，脾土太旺，水火不能既济，用之，盖治脾土虚弱。

运土入水：照前法反回是也。肾水频数无度用之。又治小便赤涩。

老汉扳缯：以一指掐大指根骨，一手掐脾土。用之治痞块也。

斗肘走气：以一手托儿斗肘运转，男左女右，一手捉儿手摇动。治痞。

运劳宫：屈中指运儿劳宫也。右运凉，左运汗。

运八卦：以大指运之，男左女右。开胸化痰。

运五经：以大指往来搓五经纹。能动脏腑之气。

推四横：以大指往来推四横纹，能和上下之气。气喘腹痛可用。

分阴阳：屈儿拳于手背上，四指节从中往两下分之，分利气血。

和阴阳：从两下合之。理气血用之。

天河水：推者自下而上也。按住间使，退天河水也。

掐后溪：推上为清，推下为补。小便赤涩宜清，肾经虚弱宜补。

掐龟尾：掐龟尾并揉脐，治儿水泻、乌痧、膨胀、脐风、月家盘肠等惊。

揉脐法：掐斗肘毕，又以左大指按儿脐下丹田不动，以右大指周围搓摩之，一往一来。掐斗肘下筋，曲池上总筋，治急惊。

·止吐泻法

横门刮至中指一节掐之，主吐；中指一节内推上，止吐。

板门推向横门掐，止泻；横门推向板门掐，止吐。

提手背四指内顶横纹，主吐；还上，主止吐。

手背刮至中指一节处，主泻；中指外一节掐，止泻。

如被水惊，板门大冷；如被风惊，板门大热。

如被惊吓，又热又跳，先扯五指，要辨冷热。

如泄黄尿，热；泄清尿，冷。推外脾补虚，止泻。

·治小儿诸惊推揉等法

第一，蛇丝惊：因饮食无度，劳郁伤神，拉舌，四肢冷，口含母乳，一喷一道青烟，肚上起青筋，气急。心经有热。推天河水二百，退六腑，运八卦各一百，推三关、运水入土、运五经、水底捞月各五十，用火于胸前煅四燋，于小便头上轻掐一爪，用蛇蜕四足缠之，便好。

第二，马蹄惊：因食荤毒，热于脾胃，四肢乱舞是也。因风受热。推三关、肺经、脾土各一百，运八卦五十，运五经七十，推天河水三百，水底捞月、飞经走气各二十，掐天心穴及总心二筋，煅手心、肩膊上、脐下、喉下各一壮，其气不进不退，浮筋掐之。

第三，水泻惊：因生冷过度，乳食所伤，脏腑大寒，肚响身软，唇白眼翻。推三关一百，分阴阳、推太阳各二百，黄蜂入洞十二，将手心揉脐及龟尾各五十，男左女右手后，煅颊车各一壮，更推摩背心演、总筋、脚上。

第四，潮热惊：因失饥伤饱，饮食不纳，脾胃虚弱，五心烦热，遍身热，气吼口渴，手足常掣，眼红。推三关一十，推肺经二百，推脾土、运八卦、分阴阳各一百，二扇门二十，要汗后，再加退六腑、水底捞月各二十。

第五，乌痧惊：因生冷太过，或迎风食物，血变成痧，遍身乌黑是也。青筋过脸，肚腹膨胀，唇黑，五脏寒。推三关、脾土各二百，运八卦一百，四横纹五十，黄蜂出洞二十，二扇门、分阴阳各三十，将手心揉脐五十。主吐泻。肚上起青筋，于青筋缝上煅七壮，背上亦煅之，青筋纹头上一壮，又将黄土一碗研末，和醋一钟，铫内炒过袱包，在遍身拭摩，从头往下推，引乌痧入脚，用针刺破，将火四心煅之。

第六，老鸦惊：因吃乳食受吓，心经有热，大叫一声即死是也。推三关三十，清天河水、补脾土、运八卦各一百，清肾水五十，天门入虎口，揉斗肘，煅囟门、口角上下、肩膊、掌心、脚跟、眉心、心演、鼻梁各一壮。若醒气急掐百劳穴，吐乳掐手足心，或脚来手来，用散麻缠之。将老鸦蒜晒干为末，用车前草擂水调，在儿心窝贴之，或令儿服之。

第七，鲫鱼惊：因寒受惊，风痰结壅，乳气不绝，口吐白沫，四肢摆，眼翻，即肺经有病。

推三关、肺经各一百，推天河五十，按弦搓摩、运五经各三十，掐五指节三次，煅虎口、囟门上、口角上下各四壮，心演、脐下各一壮。小儿半岁，用捞鱼网，温水洗鱼涎与吞。一二岁者，用鲫鱼为末，烧灰乳调，或酒调吞下。

第八，肚膨惊：因食伤脾土，夜间饮食太过，胃不克化，气吼，肚起青筋膨胀，眼翻白。五脏寒。推三关一百，推肺经一十，推脾土二百，运八卦、分阴阳各五十，将手揉脐五十，按弦搓摩精宁穴一十，青筋缝上煅四壮。如泻，龟尾骨上一壮；若吐，心窝上下四壮，脚软，鬼眼穴一壮；手软，曲池、侧拐各一壮；头软，天心、脐上下各一壮；若不开口，心窝一壮。

第九，夜啼惊：因吃甜辣之物，耗散荣卫，临啼四肢掣跳，哭不出，即是被吓，心经有热。一推三关二十，清天河二百，退六腑一百，分阴阳、清肾水、水底捞月各五十。

第十，宿痧惊：到晚昏沉，不知人事，口眼歪斜，手足掣跳，寒热不均。推三关、退六腑、补脾土各五十，掐五手指、分阴阳各一十，按弦搓摩。

第十一，急惊：因食生冷积毒以伤胃，肺中有风，痰裹心经心络之间，手捏拳，四肢掣跳，口眼歪斜，一惊便死是也。推三关、脾土、运五经、猿猴摘果各二十，推肺经、运八卦、推四横纹各五十，掐五手指节三次，煅鼻梁、眉心、心演、总筋、鞋带，以生姜热油拭之，或在腕上阴阳掐之。

第十二，慢惊：因乳食之间，受其惊搐，脾经有痰，咬牙，口眼歪斜，眼闭，四肢掣跳，心间迷闷，即是脾肾亏败，久疟被吓。推三关一百，补脾土、推肺经各二百，运八卦五十，掐手五指节、赤凤摇头各二十，天门入虎口，揉斗肘一十，运五经三十。若人事不省，于总筋心穴掐之，或鼻大小，于手青筋上掐之；若心间迷闷，掐住眉心，良久便好，两太阳、心演，用潮粉热油拭之，煅心窝上下三壮，手足心各四壮，其气不进不出，煅两掌心、肩膊上、喉下各一壮。

第十三，脐风惊：因产下剪脐，入风毒于脐内，口吐白沫，四肢掣动，手捻拳，眼偏左右，此症三朝一七便发，两眼角起黄丹，夜啼，口内喉演有白泡，针挑破出血即愈。推三关、肺经各十下，煅囟门、绕脐各四壮，喉下、心中各一壮。

第十四，弯弓惊：因饮食或冷或热，伤于脾胃，冷痰壅于肺经，四肢向后仰，哭声不出。推三关、补肾水、运八卦各一百，赤凤摇头、推四横纹、分阴阳各二十，推脾土二百。脚往后伸，煅膝上下四壮，青筋缝上七壮，喉下二壮；手往后挽，将内关掐之。

第十五，天吊惊：因母在风处乳食所伤，风痰络于胃口，头往后仰，脚往后伸，手往后撑，肺经有热。推三关、补肾水各五十，推脾土、分阴阳各一百，推肺经二百，飞经走气一十，煅总筋、鞋带、喉下各一壮，绕脐四壮，大陵穴掐一下，总穴掐三下；若眼翻不下，煅囟门四壮，两眉二壮，耳珠下掐之。又总心穴往下掐抠之，仍用雨伞一柄撑起，将鹅一只，吊在伞下，扎鹅嘴，取涎水与儿吃之，便好。

第十六，内吊惊：因当风而卧，风雨而眠，风痰太盛，哭声不止，遍身战动，脸青黄，眼向前内掣。脾经受病，其心不下是也。推三关、肾水各五十，推肺经、脾土、分阴阳各一百，运土入水二百，按弦搓摩五十，用竹沥小儿吞之；手缩，用细茶、飞盐各二钱，研为末，皂角末五分，黄蜡二钱，酒醋各半小钟，铫内化成饼，贴心窝，一时去药筋倒，用胶枣三枚，杏仁三十个，银磨水为饼，贴手足心即安。

第十七，胎惊：因母得孕，食荤毒，受劳郁。儿落地，或软或硬，口不开，如哑形。即是在母腹中，中胎毒也。推三关三十，分阴阳一百，退六腑五十，飞经走气、运五经、天门入虎口、揉肚肘各二十，掐五指头。不醒，煅绕脐四壮；若醒，口不开，用母乳将儿后心窝揉之；若肚起青筋，煅青筋缝上七壮，喉下三壮。

第十八，月家惊：因母当风而卧，或因多眠，或儿月内受风，痰壅心口，落地眼红撮口，手捏拳，头偏左右，哭不出声，肚起青筋，半月即发，肚腹气急，母食煎炒过多所致。推三关、肺经各一百，运八卦、推四横纹各五十，双龙摆尾二十，掐中指头、劳宫、板门。若不效，煅青筋缝上、胸前各七壮，绕脐四壮，百劳穴二壮，即安。

第十九，盘肠惊：因乳食生冷荤物，伤于脏腑，肚腹冷痛，乳食不进，人瘦软弱，肚起青筋，眼黄手软。六腑有寒。推三关、脾土、大肠、肺、肾经各一百，运土入水五十，揉脐火煅。

第二十，锁心惊：因食生冷过度，耗伤荣卫，鼻如鲜血，口红眼白，四肢软弱，好食生冷。皆因火盛。推三关二十，清心经三百，退六腑、分阴阳、清肾水各一百，运八卦、水底捞月、飞经走气各五十，即安。

第二十一，鹰爪惊：因乳食受惊，夜眠受吓，两手乱抓，捻拳不开，仰上啼号，身寒战，手爪望下来，口望上来。是肺经有热，心经有风。推三关二十，清天河水二百，推肺经、清肾水各一百，打马过河、二龙戏珠各一十，天门入虎口，揉肘肘，将手足二弯掐之，煅顶心、手心各一壮，太阳、心演、眉心俱煅，将潮粉围脐一周，大敦穴揉或火煅。

第二十二，呕逆惊：因夜睡多寒，多食生冷，胃寒腹胀，四肢冷，肚疼响，眼翻白，吐乳呕逆。推三关、肺经各一百，推四横纹五十，凤凰展翅一十，心窝、中脘，各煅七壮。

第二十三，撒手惊：因乳食不和，冷热不均，有伤脏腑，先寒后热，足一掣一跳，咬牙，眼翻白，两手一撒一死是也。推三关、脾土各一百，运土入水、运八卦、赤凤摇头各五十，将两手相合，横纹侧掐之。若不醒，大指头掐之，上下气关，二扇门、水沟穴掐之；鼻气不进不出，吼气寒热，承山穴掐之；若泻，随症治之，先掐承山、眉心，后煅总筋、两手背上各二壮。

第二十四，担手惊：因湿气多眠，或食毒物，乃伤脾土，眼黄口黑，人事昏迷，掐不知痛，双手往后一担而死是也。于太阴、太阳掐之，推三关、脾土、肺经、分阴阳各一百，黄蜂入洞一十，飞经走气、天门入虎口，揉肘肘各二十，煅眉心、囟门各四壮，心窝七壮，曲池一壮。

第二十五，看地惊：因乳食受惊，或夜眠受吓，或饮食冷热，两眼看地，一惊便死，口歪，手捻拳，头垂不起是也。推三关三十，天河水二百，赤凤摇头一十，推脾土八下，按弦搓摩，煅绕脐、囟门各四壮，喉下二壮，用皂角烧灰为末，入童便及尿碱，用火焙干，将囟门贴之，即醒。

第二十六，丫凳惊：两手如丫凳坐样。推三关一百，二扇门、飞经走气各一十，分阴阳、运八卦各五十，煅曲池、虎口各四壮，若子时起可救，只宜温拭之，煅大口纹，即安。

第二十七，坐地惊：如坐地样。推三关、揉委中、揉脐、鞋带各一百，二扇门一十，用桃皮、生姜、飞盐、香油、散韶粉和拭，即安；两膝、两关、龟尾，用火煅之。

第二十八，软脚惊：软脚向后乱舞。揉脐，煅螺蛳骨上侧缝各二壮，绕脐四壮，喉下三壮。

第二十九，直手惊：双手一撒便死，直手垂下。先推眉心，用火煅四壮，推三关、运曲池各五十，揉一窝风一百，后煅总筋、手背上各四壮。

第三十，迷魂惊：昏沉不知人事，不识四方。推三关、运八卦、推肺经、清天河水各一百，补脾土五百，凤凰展翅一十，掐天心、眉心、水沟、颊车，后煅心演、总筋、鞋带各一壮。

第三十一，两手惊：两手丫向前。先将两手掐之，后煅心演、总筋、囟门即愈。

第三十二，肚痛惊：哭声不止，手抱腹，身辗转。推三关、补脾土、二扇门、黄蜂入洞、推大肠经、揉脐、揉龟尾各一百，次月便发，肚腹气急，脐中烧一炷香，即愈；不愈，绕脐四壮。

·诸穴治法

中指头一节内纹掐之，止泻，掐二次就揉。

阳溪穴，往下推拂，治儿泻，女反之。

大陵穴后五分，为总心穴，治天吊惊，往下掐抠；看地惊往上掐抠。女子同。

板门穴，往外推之，退热，除百病；往内推之，治四肢掣跳。用医之手大拇指，名曰龙入虎口；用手捻小儿小指，名曰苍龙摆尾。惊，揉大脚趾，掐中脚趾爪甲少许。

·婴童杂症

潮热方：不拘口内生疮，五心烦热。将吴茱萸八分，灯心一束，和水捣烂成一饼，贴在男左女右脚心里，裹住，退药后，推三关十下。

一虚疟：补脾土四百，推三关、运八卦、推肾经、肺经、清天河水各三百。

二食疟：推三关、运八卦各一百，清天河水二百，推脾土三百，肺经四百。

三痰疟：推肺经四百，推三关、运八卦、补脾土、清天河水各二百。

四邪疟：推肺经四百，推三关、六腑各三百，运八卦、补脾土、清天河水各二百，各随症加减，五脏四指，六腑一截二指。

五痢赤白相兼，寒热不调，感成此疾：用姜汁、车前草汁，略推三关、退六腑、清天河水，水底捞月，分阴阳。

六噤口痢：运八卦，开胸，阴阳揉脐为之。推三关、退六腑、大肠经各一百，清天河水四十，推脾土五十，水底捞月一十，凤凰展翅。泻用蒜推，补脾土，用姜推。

七头疼：推三关、分阴阳、补脾土、揉大肠经各一百，煅七壮，揉阴池一百；不止，掐阳池。

八肚痛：推三关、分阴阳、推脾土各一百，揉脐五十，腹胀推大肠；不止，掐承山穴。

九湿泻不响：退六腑、揉脐及龟尾各二百，分阴阳、推脾土各一百，水底捞月三十。

十冷泻响：推三关二百，分阴阳一百，推脾土五十，黄蜂入洞、揉脐及龟尾各三百，天门入虎口、揉肘肘各三十。

十一治口内走马疳：牙上有白泡，退六腑、分阴阳各一百，水底捞月、清天河水各三十，凤凰展翅，先推，后用黄连、五倍子煎水，鸡毛口中洗。

小儿眼光指冷：将醋一钟，皂角一片，烧灰为末，贴心窝。若吐即去药，用绿豆七粒，水浸研细，和尿碱为饼，贴囟门。

小儿四肢冷：将明矾钱半，炒盐三钱，黄蜡二钱，贴脐上。若气急，取竹沥服之。

小儿遍身热不退：用明矾一钱，鸡清调匀，涂四心即退。若不退，用桃仁七个，酒半钟，擂烂，贴在鬼眼便好。

小儿肚胀作渴，眼光：用生姜、葱白一根，酒半钟，擂烂吞下，则眼不光。又将雄黄不拘多少，烧热放在脐上，揉之即安。脚麻用散麻煎水，四心揉之。

小儿膀胱气：将黄土一块，皂角七个，焙为末，用醋和黄土炒过为饼，贴尾闾好。

小儿遍身肿：用胡椒、糯米、绿豆各七粒，黄土七钱，醋一钟，通炒过，袱包遍身拭之，即消。

小儿不开口：将朱砂一钱研末，吹入鼻中即安。

小儿咳嗽：掐中指第一节三下，若眼垂，掐四心。

小儿身跳：推肾筋后四心揉之。

小儿喉中气响：掐大指第二节。

二、小儿推拿广意（节选）

·阳掌十八穴疗病诀

脾土：补之省人事，清之进饮食。

肝木：推侧虎口，止赤白痢、水泄。退肝胆之火。

心火：推之退热、发汗。掐之通利小便。

肺金：推之止咳化痰。性主温和。

肾水：推之退脏腑之热，清小便之赤。如小便短，又宜补之。

运五经：运动五脏之气，开咽喉。治肚响气吼、泄泻之症。

运八卦：开胸化痰除气闷、吐乳食（有九重三轻之法）。

四横纹：掐之退脏腑之热，止肚痛，退口眼㖞斜。

小横纹：掐之退热除烦，治口唇破烂。

运水入土：身弱肚起青筋，为水盛土枯，推以润之。

运土入水：丹田作胀，眼睁。为土盛水枯，推以滋之。

内劳宫：属火。揉之发汗。

小天心：揉之清肾水。

板门穴：揉之除气吼肚胀。

天门入虎口：推之和气，生血生气。

指上三关：推之通血气，发汗。

中指节：推内则热，推外则泻。

十王穴：掐之则能退热。

·阴掌九穴疗病诀

五指节：掐之去风化痰，苏醒人事，通关膈闭塞。

一窝风：掐之止肚疼，发汗去风热。

威宁：掐之能救急惊猝死，揉之即能苏醒。

三扇门：掐之属火，发脏腑之热，能出汗。

外劳宫：揉之和五脏潮热，左清凉，右转温热。

二人上马：掐之苏胃气，起沉疴。左转生凉，右转生热。

外八卦：性凉。除脏腑秘结，通血脉。

甘载：掐之能拯危症，能祛鬼祟。

精宁：掐之能治风哮，消痰食痞积。

附：臂上五穴疗病诀

大陵：掐之主吐。

阳池：掐之主泻。

分阴阳：除寒热泄泻。

天河水：推之清心经烦热。如吐宜多运。

三关：男左三关推发汗，退下六腑谓之凉。女右六腑推上凉，退下三关谓之热。

·推　法

　　一推坎宫，自眉心分过两旁。二推攒竹，自眉心交互直上。三运太阳，往耳转为泻，往眼转为补。四运耳背高骨，推后掐之，大指并掐；一听会，二风门，三太阳，四在额。五以一指独掐天心下，而后高骨、耳珠、水沟、承浆，俱不必太重，此面部常用不易者。举诸般惊症、伤寒、疟痢，俱不可少。如过久病瘦弱，多汗痢疾，推而不掐为是。由是推手必先从三关，悉从指尖上起也。而亦重虎口并合谷，而不知补脾胃培一身之根本，分阴阳分一身之寒热，亦不可缓焉。运八卦，凉则多补，热则多泻。分阴阳，阳则宜重，阴则宜轻。若夫五脏六腑如咳嗽推肺，烦躁推心之类，岂可一概而混施哉。总在人心因病举指，用舍变通耳。由是推脚宜运昆仑，以四指围而掐之，倘热急吼喘，即诸穴未推之先，在承山推下数遍为妙。其余亦在人审症，不悉。

拿　法

　　太阳二穴属阳明，起手拿之定醒神。耳背穴原从肾管，惊风痰吐一齐行。肩井肺经能发汗，脱肛痔漏总能遵。及至奶旁尤属胃，去风止吐力非轻。曲池脾经能定搐，有风有积也相应。肚痛太阴脾胃络，肚痛泄泻任拿停。下部四肢百虫穴，调积手足止诸惊。肩上琵琶肝脏络，本宫壮热又清神。合谷穴原连虎口，通关开窍解昏沉。鱼肚脚胫抽骨处，醒神止泻少阳经。莫道膀胱无大助，两般闭结要他清。十二三阴交穴尽，疏通血脉自均匀。记得急惊从上起，慢惊从下上而行。此是神仙真妙诀，须教配合要知音。天吊眼唇都向上，琵琶穴上配三阴。先走百虫穴走马，通关之后降痰行。角弓反张人惊怕，十二惊中急早针。肩井颊车施莫夺，荆汤调水服千金。此后男人从左刺，女人反此右边针。生死入门何处断，指头中甲掐知音。此是小儿真妙诀，更于三部看何惊。

　　又：要他发汗如何说，只在三关用手诀。要掐心经与劳宫，热汗立至何愁些。不然重掐二扇门，人如淋雨无休歇。右治弥盛并水泻，重掐大肠经·节。侧推虎口见功夫，再推阴阳分寒热。若问男女咳嗽多，要知肺经多推说。离宫推起乾宫止，中间只许轻轻捏。一运八卦开胸膈，四推横纹和气血。五脏六腑气来闭，运动五经开其塞。饮食不进人着吓，推动脾土即吃得。饮食若减人瘦弱，该补脾土何须说。若还小便兼赤白，小横纹与肾水节，往上而推为之凉，往下而推为之热。小儿若著风水吓，推动五经手指节。先运八卦后揉之，自然平息风关脉。大便闭塞久不通，皆因六腑多受热。小横纹上用手工，揉掐肾水下一节。口吐热气心经热，只要天河水清切。总上掐到往下推，万病之中都用得。若还遍身不退热，外劳宫揉掐多些。不问大热与大潮，只消水里捞明月。天河虎口枓肘穴，重揉顺气又生血。黄蜂入洞寒阴症，冷痰冷咳都治得。阳池穴上止头痛，一窝风治肚痛疾。威灵穴救猝暴死，精宁穴治咳哕逆。男女眼若睁上去，重揉大小天心穴。二人上马补肾水，管教苏醒在顷刻。饮食不进并咳嗽，九转三回有定穴。运动八卦分阴阳，离坎乾震有分别。肾水一文是后溪，推上为补下为泄。小便闭塞清之妙，肾经虚便补为捷。六腑专治脏腑热，遍身寒热大便结，人事昏沉总可推，去病浑如汤沃雪。总筋天河水除热，口中热气并弄舌。心经积热眼赤红，推之即好真口诀。四横纹和上下气，吼气肚痛皆可止。五经能通脏腑热，八卦开胸化痰逆。胸膈痞满最为先，不是知音莫与诀。阴阳能除寒与热，二便不通并水泄。人为昏沉痢疾攻，足见神功在顷刻。板门专治气促攻，小肠诸气快如风。男左三关推发汗，退下六腑冷如铁。女右六腑推上凉。退下三关谓之热。仙师留下救孩童，后学之人休轻泄。

·推拿手部次第

　　一推虎口三关，二推五指尖，三捻五指尖，四运掌心八卦，五分阴阳，六看寒热推三关、六腑，七看寒热用十大手法而行，八运肘肘。

·推拿面部次第

一推坎宫，二推攒竹穴，三运太阳，四运耳背高骨（二十四下毕，掐一下）。五掐承浆一下，六掐两颊车一下，七掐两听会一下，八掐两太阳一下，九掐眉心一下，十掐水沟一下。

再用两手提儿两耳三下，此乃推拿不易之诀也。

双凤展翅

医用两手中、食二指捏儿两耳往上三提毕，次捏承浆，又次捏颊车及听会、太阴、太阳、眉心、水沟，完。

运八卦法

医用左手拿儿左手四指，掌心朝上，右手四指略托住小儿手背，以大指自乾起至震，四卦略重，又轻运七次，此为定魄。自巽起推兑四卦略重，又轻转运七次，此为安魂。自坤推至坎四卦略重，又轻转运七次，能退热。自艮推起至离四卦略重，又轻七次，能发汗。若咳嗽者，自离宫推起至乾四卦略重，又轻运七次，再坎离二宫直七次，为水火即济也。

分阴阳法

此法治寒热不均，作寒作热。将儿手掌向上；医用两手托住，将两大指往外阴阳二穴分之。阳穴宜重分，阴穴宜轻分。但凡推病，此法不可少也。

推五经法

五经者，即五指尖也，心肝脾肺肾也。如二、三节即为六腑。医用左手四指托儿手背，大指掐儿掌心；右手食指曲儿指尖下，大指盖儿指尖，逐指推运，往上直为推。往右顺运为补，往左逆运为泻。先须往上直推过，次看儿之寒热虚实，心肝肺指，或泻或补。大指脾胃只宜多补；如热甚可略泻。如肾经，或补或泻，或宜清。如清肾水，在指节上往下直退是也。

黄蜂入洞法

以儿左手掌向上，医用两手中、名、小三指托住，将两大指在三关六腑之中，左食指靠腑，右食指靠关，中指傍揉，自总经起循环转动至曲池边，横空三指，自下而复上三四转为妙。

苍龙摆尾法

医右手一把拿小儿左食、中、名三指，掌向上。医左手侧尝从总经起，搓摩天河及至肘肘略重些。自肘肘又搓摩至总经，如此一上一下三四次。医又将左大、食、中三指担肘肘，医右手前拿摇动九次。此法能退热开胸。

二龙戏珠法

此法性温。医将右大、食、中三指，捏儿肝、肺二指；左大、食、中三指，捏儿阴阳二穴，往上一捏一捏，捏至曲池五次。热症阴捏重而阳捏轻；寒症阳捏重而阴捏轻。再捏阴阳，将肝、肺二指摇摆，二九三九是也。

赤凤摇头法

法曰：将儿左掌向上，医左手以食、中指轻轻捏儿肘肘；医大、中、食指先捏儿心指，即中指，朝上向外摇二十四下。次捏肠指，即食指，仍摇二十四下。再捏脾指，即大指，二十四。又捏肺指，即无名指，二十四。末后捏肾指，即小指，二十四。男左女右，手向右外，即男顺女逆也。再此即是运肘肘，先做各法完，后做此法。能通关顺气，不拘寒热，必用之法也。

猿猴摘果法

此法性温，能治痰气，除寒退热。医用左食、中指，捏儿阳穴，大指捏阴穴。寒症，医将右大指从阳穴往上揉至曲池，转下揉至阴穴，名转阳过阴。热症，从阴穴揉上至曲池，转下揉至阳穴，名转阴过阳。俱揉九次，阳穴即三关。阴穴即六腑也。揉毕，再将右大指掐儿心、肝、脾三指，各掐一下，各摇二十四下。寒症往里摇，热症往外摇。

凤凰展翅法

此法性温治凉。医用两手托儿手掌向上，于总上些。又用两手上四指在下两边爬开，二大指在上阴阳穴往两边爬开，两大指在阴阳二穴，往两边向外摇二十四下，掐住捏紧一刻。医左大、食、中三指侧拿儿肘，手向下轻摆三四下。复用左手托儿肘肘上，右手托儿手背，大指掐住虎口，往上向外顺摇二十四下。

飞经走气法

此法性温。医用右手奉拿儿手四指不动，左手四指从腕曲池边起，轮流跳至总上九次。复拿儿阴阳二穴，医用右手向上，往外一伸一缩，传逆其气，徐徐过关是也。

按弦搓摩法

医用左手拿儿手掌向上，右手大、食二指，自阳穴上轻轻按摩至曲池，又轻轻按摩至阴穴止，如此一上一下九次为止。阳症关轻腑重，阴症关重腑轻，再用两手从曲池搓摩至关腑三四次。医又将右大、食、中掐儿脾指，左大、食、中掐儿肘肘，往外摇二十四下，化痰是也。

水里捞明月法

法曰：以小儿掌向上。医左手拿住右手，滴水一点于儿内劳宫，医即用右手四指扇七下。再滴水于总筋中，即是心经。又滴水天河，即关腑居中，医口吹上四五口。将儿中指屈之，医左大指掐住，医右手捏卷将中指节，自总上按摩到曲池，横空二指，如此四五次。在关踢凉行背上，在腑踢凉入心肌。此大凉之法，不可乱用。

打马过天河法此法性凉去热，医用左大指掐儿总筋，右大、中指如弹琴，当河弹过曲池，弹九次。冉将右大指掐儿肩井、琵琶、走马三穴，掐下五次是也。

三、厘正按摩要术（节选）

·按　法

《素问·阴阳应象大论篇》：剽悍者，按而收之。王太仆注：剽，疾也。悍，利也，气候疾利，按之以收敛也。《玉机真脏论》：脾风发瘅，曰可按。疝瘕少腹冤热而痛、出白，又曰可按。《举痛论》：按之则热气至，热气至，则痛止。《调经论》岐伯曰：按摩勿释，又曰按摩勿释。《异法方宜论》：痿厥寒热，其治宜导引按跷，故导引按跷者，亦从中央出也。王注：湿气在下，故多病痿弱气逆及寒热也。导引，谓摇动筋骨，动支节。按，谓抑按皮肉，跷，谓捷举手足。《生气通天论》：冬不按跷，春不鼽衄。王注：按，谓按摩，跷，谓如跷捷者之举动手足，是所谓导引也。然摇动筋骨，则阳气不藏，春阳上升，重热熏肺。肺通于鼻，病鼽，谓鼻中水出，病衄，谓鼻中血出了。《离合真邪论》：按而止之。《血气形志论》：形数惊恐，经络不通，病生于不仁，治之以按摩醪药。王注：惊则脉气并，恐则神不收，脉并神游，故经络不通而病不仁。按摩者，开通闭塞，导引阴阳。醪药，谓酒药也。养正祛邪，调中理气也。《内经》载按法者多，其中有不可按者，按则增病。有不可不按者，按则疗病，故首先辨证。总之，古人用按摩法，无人不治，不拘婴孩也。《尔雅·释诂》：按，止也。《广韵》：按，抑也。周于蕃谓按而留之者，以按之不动也。按字，从手从安，以手探穴而安于其上也。俗称推拿。拿，持也。按，即拿之说也。前人所谓拿者，兹则以按易之。以言手法，则以右手大指面直按之，或用大指背屈而按之，或两指对过合按之，其于胸腹，则又以掌心按之，宜轻宜重，以当时相机行之。

按风门：风门即耳门，在耳前起肉当耳缺陷中。将两大指背跪按两耳门，所谓黄蜂入洞法也。此温法，亦汗法也，最能通气。（周于蕃）

按牙关：牙关在两牙腮尽近耳处。用大中二指，对过着力合按之，治牙关闭者即开。（周于蕃）

按肩井：肩井在缺盆上，大骨前寸半。以三指按，当中指下陷中是。用右手大指按之，治呕吐，发汗。（周于蕃）

按奶旁：奶旁即乳旁，用右手大指按之。治咳嗽，止呕吐。左右同。（周于蕃）

按肚角：肚角在脐之旁，用右手掌心按之，治腹痛，亦止泄泻。（周于蕃）

按琵琶：琵琶在肩井下，以大指按之，能益精神。（《广意》）

按走马：走马在琵琶下，肱肘之上。以大指合按之，发汗。（《广意》）

按交骨：交骨在手掌后，上下高骨间。以中、大指按之，治急慢惊风。（周于蕃）

按总经：总经在掌根横纹之后。用右手大指背屈按其上，复以中指按手背，与横纹对过一窝风，治急惊暴亡等证。（周于蕃）

按百虫：百虫在膝上，以大指背屈按之，止抽搐。（周于蕃）

按三阴交：三阴交在内踝踝尖上三寸，以右手大指按之，能通血脉，治惊风。（《广意》）

按仆参：仆参即鞋带处，在足跟上，按之，治昏迷不醒者。（《广意》）

按二人上马：二人上马在小指、无名指、骨界空处。以大、中指对过按之，治腹痛。（周于蕃）

·摩 法

《素问·病能》篇：摩之切之。《至真要大论》：摩之浴之。《调经论》言：按摩勿释者再。《离合真邪论》：治之以按摩醪药。《前汉·艺文志》:《黄帝岐伯按摩》十卷,《小儿按摩经》四明陈氏著，集载《针灸大成》。周于蕃曰：按而留之，摩以去之。又曰：急摩为泻，缓摩为补，摩法较推则从轻，较运则从重。或用大指，或用掌心，宜遵《石室秘录》：摩法不宜急，不宜缓，不宜轻，不宜重，以中和之义施之。其后掐法属按，揉法，推、运、搓、摇等法，均从摩法出也。

摩腹：用掌心，团摩满腹上，治伤乳食。（周于蕃）

摩左右胁：左右胁在胸腹两旁肋膊处。以掌心横摩两边，得八十一次，治食积痰滞。（周于蕃）

摩丹田：丹田在脐下，以掌心由胸口直摩之，得八十一次，治食积气滞。（周于蕃）

摩神阙：神阙即肚脐。以掌心按脐并小腹，或往上，或往下，或宜左，或宜右，按而摩之，或数十次数百次，治腹痛，并治便结。（周于蕃）

摩总经、天河、曲池三穴：以右手大指侧直摩之，自能开胸退热。（《按摩经》）

按：摩法，前人以药物摩者多，而以手法摩者，只此数条。其后推、运、搓、摇等法，皆从摩法体会出之，摩之名虽易，摩之义则一也，习按摩者其知之。（惕厉子）

掐 法

掐，《说文》：爪刺也。《玉篇》：爪按曰掐。周于蕃曰：掐，由甲入也。夏禹铸曰：以掐代针也。小儿久病且重者，先将水沟一掐以试之，当即有哭声，或连哭数声者生，否则，哭如鸦声，或绝无声者，难治。但术者仍勿轻弃，以期生机于万一，是一好生之德也。

掐法，以大指甲按主治之穴，或轻或重，相机行之。

掐大横纹：大横纹，即总心经，小天心，在掌根处，为诸经之祖。以指甲掐之，众经皆动，百病皆效。其嗽甚，再掐中指一节，痰多再掐手背一节。指甲为筋之余，掐内止吐，掐外止泻。（《按摩经》）

掐大指端：大指端即肝记穴，又名皮罢。掐之治吼喘，并治昏迷不醒者。（周于蕃）

掐心经：心经在中指第一节，掐之，治咳嗽，发热出汗。（《按摩经》）

掐内劳宫：内劳宫即掌心，掐之，亦治发热出汗。（《按摩经》）

掐脾土：脾土在大指第一节。屈指左转为补，直推为泻。治饮食不进，瘦弱面黄，四肢无力，肚起青筋。（《按摩经》）

掐大肠侧：大肠侧在食指二节侧。倒推入虎口，治水泻痢疾，肚腹膨胀。红痢补肾水，白痢推三关。（《按摩经》）

掐肺经：肺经在无名指第一节。又掐离宫起，至乾宫止。当中轻，两头重，治咳嗽化痰，昏迷呕吐。（《按摩经》）

掐肾经：肾经在小指第一节。又掐小横纹，退六腑，治大便不通，小便赤色涩滞不利，腹胀气急，人事昏迷。（《按摩经》）

掐总筋：总筋在掌后，由总筋掐过天河水，能清心火，治口内生疮，遍身潮热，夜间啼哭，四肢抽掣。（《按摩经》）

掐二扇门：二扇门在中指骨两边空处，掐后以揉法继之。治壮热多汗，并治急惊，口眼㖞斜。偏左则右掐揉，偏右则左掐揉，均宜重。（《按摩经》）

掐二人上马：（穴注上）主和温之性，能补肾，清神，顺气，苏醒沉疴。（《按摩经》）掐后以揉法继之。（周于蕃）

掐外劳宫：外劳宫在掌背中间，与内劳宫相对。能清脏腑热，以及午后潮热，腹见青筋，皆可用。（《按摩经》）掐后以揉法继之。（周于蕃）

掐一窝风：一窝风在掌背尽根处。治肚痛，唇白，眼翻白，一哭一死，并除风去热。（《按摩经》）掐后以揉法继之。（周于蕃）

掐外间使：外间使，在掌背一窝风、阳池、外关之后，与内间使相对。掐主温和，治吐泻转筋。（周于蕃）

掐五指节：五指节在手背指节高纹处。治伤风，被水惊吓，四肢抽掣，面青，并一切惊证。（《按摩经》）掐后以揉法继之，治口眼歪斜，咳嗽风痰。（周于蕃）

掐精宁：精宁在手背合谷后，一窝风之上。治痰喘气吼，干呕痞积。（《按摩经》）掐后以揉法继之。（周于蕃）

掐威灵：威灵在手背二人上马后，一窝风之下。治急惊暴死。掐此处，有声可治，无声难治。（《按摩经》）揉后以揉法继之，并按合谷穴。（周于蕃）

掐阳池：阳池在手背一窝风之后。清补肾水，治大小便闭，眼翻白。（《按摩经》）掐后以揉法继之。治头痛风寒无汗，为表散之法。（周于蕃）

掐四横纹：四横纹在阳掌面，二节横纹处。治口眼㖞斜，止腹痛，退脏腑热。（《广意》）

掐小横纹：小横纹，在四横纹之上，指节横纹处。治口唇破烂，能退热除烦。（《广意》）

掐十王：十王在五指甲侧，能退热。（《广意》）

掐端正：端正在左者，中指端左侧，掐之止泻。端正在右者，中指端右侧，掐之止吐。（《广意》）

掐委中：委中在膝后弯中有纹处，治往前跌闷。（《广意》）

掐内庭：内庭在足大指、次指外间陷中。治往后跌闷。（《广意》）掐太冲。太冲在足大指本节后，动脉中。治危急之证，舌吐者不治。（《广意》）

掐甘载：甘载在掌背合谷后。能救危险，能祛鬼祟。（《广意》）

掐大敦：大敦在足大指端，去爪甲韭叶许，毛中。屈大指掐之，治鹰爪惊，握拳咬牙者。（《广意》）

掐前承山：前承山在足三里下，与后承山相对。掐之，治惊来急速者。（《广意》）

掐后承山：后承山在足后跟去地一尺。掐之治气吼，发汗，消痰食痞积。（《广意》）

凡掐筋之法，何证何穴，先将主病穴，起手掐三遍，后将诸穴掐三遍，掐后揉之，每日掐三四次，其病自退，不可忽视。（《按摩经》）

掐老龙：老龙在男左女右无名指巅。掐之治急惊风，无声者方可治。（《广意》）

掐中指甲：术者，以大指入儿中指甲内，着力掐之，治急慢惊。（周于蕃）

· 揉 法

周于蕃曰：揉以和之。揉法以手宛转回环，宜轻宜缓，绕于其上也。是从摩法生出者，可以和气血。可以活筋络，而脏腑无闭塞之虞矣。

揉精宁：（穴注上）治噎气，喘气，以二三百遍，气平为止。（周于蕃）

揉板门：板门在大指鱼际上，揉之除气促气攻，气吼气痛，并治呕胀。（《按摩经》）

揉内劳宫：（穴注上）揉之动心中之火，惟发汗用之，切不可以轻动。（《按摩经》）

揉涌泉：涌泉在足心，揉之，左转止吐，右转止泻。若女用反之。（《按摩经》）

揉仆参：（穴注上）揉之左转，于吐则治之。右转，于泻则治之。皆补法也。（《按摩经》）

揉脚大指：掐脚中指甲少许，治惊。（《按摩经》）

揉小天心：（穴注上）能清肾水。（《按摩经》）

揉外劳宫：（穴注上）和五脏，治潮热，左转清凉，右转温热。（《广意》）

揉外八卦：（穴注上）主凉，除脏腑秘结，通血脉。（《广意》）

揉脐上：治肚胀气响。（《广意》）

揉龟尾：龟尾在臀尖，揉之，治赤白痢，泄泻。（《广意》）

揉三里：三里在膝头下三寸，揉之，治麻木。（《广意》）

揉中廉：中廉在前膝鬼眼之下，解溪之上。先掐后揉，治惊来急者。（《按摩经》）

揉中指第一节内纹：先掐三次，后揉之，治泄泻。（《按摩经》）

揉后承山：（穴注上）治气吼，发汗。（《广意》）

揉威灵：（穴注上）治卒亡。（周于蕃）

· 推 法

《广意》曰：凡推动向前者，必期如线之直，毋得斜曲，恐伤动别经而招患也。古人有推三回一之法，谓推去三次，带回一次。若惊风用推，不可拘成数，但推中略带几回便是。其手法手内四指握定，以大指侧着力直推之，推向前去三次，或带回一次。如干推，则恐伤皮肤。

《广意》：春夏用热水，秋冬用葱姜水，以手指蘸水推之，水多须以手拭之，过于干则有伤皮肤，过于湿则难于着实，以干湿得宜为妙。夏禹铸曰：往上推为清，往下推为补，周于蕃曰：推有直其指者，则主泻，取消食之义。推有曲其指者，则主补，取进食之义。内伤用香麝少许，和水推之，外感用葱姜煎水推之，抑或葱姜香薷并用入水推之，是摩中之手法最重者。凡用推，必蘸汤以施之。

推天河水：天河水在总经之上，曲池之下。蘸水，由横纹推至天河，为清天河水。蘸水由内劳宫推至曲池，为大推天河水，蘸水，由曲池推至内劳宫，为取天河水，均是以水济火，取清凉退热之义。（周于蕃）。

推骨节：由项下大椎，直推至龟尾，须蘸葱姜汤推之。治伤寒骨节疼痛。（周于蕃）

推肺俞：肺俞在第三椎下两旁，相去脊各一寸五分，对乳引绳取之。须蘸葱姜汤，左旋推属补，右旋推属泄，但补泄须分四六数用之，治风寒。（周于蕃）

推板门至大横纹：蘸汤推之，能吐，能止泻。（周于蕃）

推大横纹至板门：蘸汤推之，能泻，能止呕。（周于蕃）

推三关：蘸葱姜汤，由阳池推至曲池，主温性，病寒者多推之。若以三关在一窝风外间使处，推上至曲池，夏禹铸主之，其说甚是。（周于蕃）

推六腑：蘸沸汤，由曲池推至阴池，主凉性，病热者多推之。若以六腑在掌面内间使处，由曲池推至总经，夏禹铸主之，其说亦是。（周于蕃）

推肝木：肝木即食指端，蘸汤，侧推之直入虎口，能和气生血。（周于蕃）

推分阳池：由小儿阳掌根中间，向左蘸葱姜汤推之，治唇干头低，肢冷项强，目直视，口出冷气。（周于蕃）

推分阴池：由小儿阳掌根中间，向右蘸葱姜汤推之。须用手大指，一分阳，一分阴，治法同上条。（周于蕃）

推四横纹：四横纹在阳掌四指中节，蘸葱姜汤推之，和上下之气血，治人事瘦弱，手足抽掣，头偏左右，肠胃湿热，不食奶，眼翻白者。（《按摩经》）

推外关、间使：其穴在阴掌根一窝风之后，蘸葱姜汤，推之，治吐泻转筋。（《按摩经》）

推后溪：后溪在手掌四指后。先用掐法，后蘸汤，推上为泻，推下为补。治小便赤涩，益肾经虚弱。（《按摩经》）

推板门：（穴注上）蘸汤，往外推之，能退热，往内推之，治四肢抽搐。（《按摩经》）

推指三关：三关在食指三节，分寅、卯、辰三关。蘸葱姜汤推之，能通血气，能发汗。（《广意》）

推脾土：脾土在大指端，蘸汤屈儿指推之为补，能醒人事。直其指推之为清，能进饮食。（周于蕃）

推五经：五经即五指尖也。蘸汤逐一往上直推，往右运为补，往左运为泻，总期辨寒热虚实以施之。（《广意》）

推三阴交：（穴注上）蘸汤从上往下推之，治急惊，从下往上推之，治慢惊。（《广意》）

推心火：心火即中指端，蘸汤推之，能发汗退热，若掐之，亦能利小便。（《广意》）

推肺金：肺金即无名指端。蘸汤推之，性主温通，能止咳化痰。（《广意》）

推肾水：肾水即小指端，蘸汤推之，退脏腑热，利小便，小便短数，又宜补之。（《广意》）

推中指节：蘸汤推内则热，推外则泻。（《广意》）

推坎宫：坎宫在两眉上，蘸汤由小儿眉心，分推两旁，能治外感风寒。（《广意》）

推攒竹：攒竹在天庭下，蘸汤由眉心交互往上直推。（《广意》）

推胃脘：由喉往下推，止吐，由中脘往上推，则吐。均须蘸汤。（周于蕃）

推肚脐：须蘸汤往小腹下推，则泄，由小腹往肚脐上推，则补。（周于蕃）

推面部次第也：右大指蘸葱姜汤，由眉心推至囟门三十六次。随用两大指蘸汤，由天庭分推两额，并太阳、太阴各三十六次。又以大指掐印堂五下，囟门三十六下。随用大指面，左右揉转，各三十六次，掐百会穴三十六下。山根、鼻准、水沟、承浆各三十六下，随于各穴亦各揉三十六次。再于主治之穴从而按摩之，自能除风痰，去寒热。其妙在适脏腑，行气血，治经络，庶无塞而不通之病。（周于蕃）

推面部手部次第也：推坎宫二十四次，推攒竹二十四次，运太阳二十四次，运耳背高骨二十四次，掐承浆一下，掐两颊一下，掐两听会一下，掐两太阳一下，掐眉心一下，掐人耳一下，提两耳尖三下，推虎口三关，推五指尖，焠五指尖，运八卦，分阴阳，推三关、六腑，用十大手法，运斗肘，为按摩不易之法。（《广意》）

按：掐由甲入，用以代针，掐之则生痛，而气血一止，随以揉继之，气血行而经络舒也。推须着力，故推必蘸汤，否则有伤肌肤。掐从按法出。推从摩法出。搓、摇、揉、运，是较推法之从轻者，亦无不从摩而出，按少而摩多者，均以宣通为得其法也。（惕厉子）

·运　法

周于蕃曰：运则行之，谓四面旋绕而运动之也。宜轻不宜重，宜缓不宜急，俾血脉流动，筋络宣通，则气机有冲和之致，而病自告痊矣。

运太阳。（穴注上）用两大指运儿两太阳，往耳运转为泻，往眼运转为补。（《广意》）

运耳背高骨。用两手中指、无名指，揉运耳后高骨二十四下毕，再掐三下，治风热。（《广意》）

运五经。五经，即五指端也。运之，治肚胀肠鸣，上下气血不和，寒热往来，四肢抽掣。（《按摩经》）

运内八卦。以大指面自乾起，运至兑止，到离宜轻运，恐推动心火，余俱从重，能开胸化痰。（《按摩经》）

运外八卦。外八卦在掌背，运之能通一身之气血，开脏腑之秘结，穴络平和而荡荡也。（《按摩经》）

运水入土。治水旺土衰，食谷不化者。运土入水，治水火不济者。（《按摩经》）

运内劳宫。（穴注上）术者屈中指运之。右运凉，左运汗。（《按摩经》）

·搓　法

周于蕃曰：搓以转之。谓两手相合，而交转以相搓也。或两指合搓，或两手合搓，各极运动之妙，是以摩法中生出者。

搓五经。五经，即五指端也。以大指食指合搓之，能动脏腑之气。（《按摩经》）

搓食指。按：关上为风关，关中为气关，关下为命关。大指、中指合而直搓之，能化痰。（《按摩经》）

搓涌泉。（穴注上）左手搓向大指，则止吐。右手搓向小指，则止泻。（《按摩经》）

搓脐下丹田等处，以右手周围搓摩之，一往一来，治膨胀腹痛。（《按摩经》）

·摇　法

周于蕃曰：摇则动之。又曰：寒证往里摇，热证往外摇。是法也，摇动宜轻，可以活经络，可以和气血，亦摩法中之变化而出者。

摇头。两手托儿头，于耳前少上处，轻轻摇之，所谓赤凤摇头也。(《按摩经》)

摇斗肘。(穴注上)左手托儿斗肘运动，右手持儿手摇动，能治痞。(《按摩经》)

摇左右手。术者以一手掐劳宫，一手掐心经，两各摇之，所谓丹凤摇尾也。治惊风。(《按摩经》)

掐威灵、精宁二穴，摇摆之，所谓凤凰转翅也。治黄肿。(《按摩经》)

将小儿手从轻从缓摇之，男左女右，能化痰。(《按摩经》)

按：按摩以下六法，由按摩变化而出者，其立法之名虽异，而立法之义则同。各篇所载，主治各穴，是一病而施一法，恐有未尽之处。周氏所着，后人秘为家传，不知皆古人所传之法，具在简编，以治各证，或合数法，或合十余穴分而治之，而主治之法宜多，非一证仅用一法已也。每日治法，或二次，或三次，病轻者，或三次五次即愈。病重者，或十数次，或数十次。手法有轻重，治数有多寡，胥得其宜，按摩自无不效。其余所附诸法，亦以佐按摩之不逮者尔。(惕厉子)

·疏表法

陈飞霞曰：凡小儿无论风寒食积，将出痘疹，于发热时，宜用葱一握，捣烂取汁，少加麻油和匀，以指蘸葱油摩运两手心，两足心，并前心头面项背诸处。每处二十四下，随以厚衣裹之，并蒙其首，取微汗不可大汗。此等汗法，最能疏通腠理，宣通经络，使邪气外出，不致久羁营卫，而又不伤正气，可以佐周于蕃用汗法也。

·清里法

陈飞霞曰：小儿身热至二三日后，邪已入里，五心烦热，坐卧不宁，口渴多啼，胸满气急，面赤唇焦，大小便秘，此为内热也。用鸡蛋一枚，去黄取清，入麻油约与蛋清相等，再加雄黄末一钱，搅匀炖温，以妇女乱发一团，蘸蛋清于胸口拍之，至脐轮止，须拍半小时之久，即以所用之发，敷于胸口，以布扎之，一炷香后即去。以蛋清滋阴退热，麻油雄黄，拔毒凉肌，身有热者，用之能退，即无热而啼哭焦烦，神志不安，去蛋清，专用麻油雄黄乱发拍之，敷胸口，即时安卧，是法救危险之证，功难殚述也。

·解烦法

陈飞霞曰：小儿实热证，痧疹毒盛，面赤口渴，五心烦躁，啼哭不已，身热如火，气喘鼻扇，扬手踢足，一时药不能及，用铅粉一两，以鸡蛋清调匀，敷胸口及两手心，复用酿酒小曲十数枚研烂。和热酒作二饼，贴两足心，布扎之，少顷，其热即散于四肢，心里清凉，与前清里法相似。

·开闭法

陈飞霞曰：小儿风痰闭塞，昏沉不醒者，药不能入，甚至灸不知痛，总由痰塞其脾之大络，截其阴阳升降之隧道也。证虽危险，急用生菖蒲、生艾叶、生姜、生葱各一握，共入臼捣如泥，以麻油原醋同炒热，布包之，从头项胸背四肢，乘热下熨，其痰即豁，自然苏醒。此方治小儿可，即治大人亦可。凡闭证皆效。

·引痰法

陈飞霞曰：小儿痰嗽气喘，有升无降，喉如锯声，须引而下行，最为得法。生白矾一两，研末入麦面一两，或米面亦可。用原醋和做成饼，以白矾见醋即化，入面取其胶粘也。冬寒日宜炖温，贴两足心，布包之，一宿痰自下。

·暖痰法

陈飞霞曰：小儿胸有寒痰，一时昏迷，醒则吐痰如绿豆粉，浓厚而带青色，此痰之生于寒者。前法皆不能化，惟生附子一枚，生姜一两，同捣烂炒热，布包熨背及胸，熨完，将姜、附捻成一饼，贴入胸口，久则痰自开。

·纳气法

陈飞霞曰：小儿虚脱喘急，真气浮散，适值危亡之顷，诸药莫效，用吴茱萸五分，胡椒七粒，五倍子一钱，研极细末，和酒成饼，填实肚脐，以带扎之，其气自顺。

·通脉法

陈飞霞曰：小儿忽手足厥冷，总由表邪闭其经络，或风痰阻其营卫，又或大病后阳气不达于四肢，速用生姜煨熟，捣汁半小杯，略入麻油调匀，以指蘸取，摩两手足心，兼用搓揉以通经络，俟其热回，以纸拭去之。此法不论阴阳虚实用之皆效。

·定痛法

陈飞霞曰：小儿胸腹饱闷，时觉疼痛，用食盐一碗，锅内炒热，布包之，由胸腹从上运下，冷则又炒又运。盐走血分，最能软坚，所以止痛。即以治男妇气痛，皆能取效。由疏表至此九法，皆古书不载，实由异人传授，经验既久，神效无匹，笔之以公诸天下后世者。

按：陈飞霞九法，外治确精，实有神效，及措词殊多未洽。余不辞僭妄，取其义，易其辞，以求明显，务期读者一目了然，方能惬心贵当。是卷二十八法，以之治小儿可，以之治大人亦可，切勿视为泛常也。（惕厉子）

主要参考书目

［1］马融. 中医儿科学［M］. 北京：中国中医药出版社，2016.

［2］王卫平，孙锟，常力文. 儿科学［M］. 北京：人民卫生出版社，2018.

［3］赵毅，季远. 推拿手法学［M］. 北京：中国中医药出版社，2016.

［4］熊应雄，陈世凯，张建斌. 小儿推拿广意［M］. 北京：中国中医药出版社，2016.

［5］张振鋆，杜广中. 厘正按摩要术［M］. 北京：中国中医药出版社，2018.

［6］皇普谧，黄龙祥. 针灸甲乙经［M］. 北京：中国中医药出版社，2018.

全国中医药行业高等教育"十四五"规划教材

全国高等中医药院校规划教材（第十一版）

教材目录（第一批）

注：凡标☆号者为"核心示范教材"。

（一）中医学类专业

序号	书名	主编		主编所在单位	
1	中国医学史	郭宏伟	徐江雁	黑龙江中医药大学	河南中医药大学
2	医古文	王育林	李亚军	北京中医药大学	陕西中医药大学
3	大学语文	黄作阵		北京中医药大学	
4	中医基础理论☆	郑洪新	杨 柱	辽宁中医药大学	贵州中医药大学
5	中医诊断学☆	李灿东	方朝义	福建中医药大学	河北中医学院
6	中药学☆	钟赣生	杨柏灿	北京中医药大学	上海中医药大学
7	方剂学☆	李 冀	左铮云	黑龙江中医药大学	江西中医药大学
8	内经选读☆	翟双庆	黎敬波	北京中医药大学	广州中医药大学
9	伤寒论选读☆	王庆国	周春祥	北京中医药大学	南京中医药大学
10	金匮要略☆	范永升	姜德友	浙江中医药大学	黑龙江中医药大学
11	温病学☆	谷晓红	马 健	北京中医药大学	南京中医药大学
12	中医内科学☆	吴勉华	石 岩	南京中医药大学	辽宁中医药大学
13	中医外科学☆	陈红风		上海中医药大学	
14	中医妇科学☆	冯晓玲	张婷婷	黑龙江中医药大学	上海中医药大学
15	中医儿科学☆	赵 霞	李新民	南京中医药大学	天津中医药大学
16	中医骨伤科学☆	黄桂成	王拥军	南京中医药大学	上海中医药大学
17	中医眼科学	彭清华		湖南中医药大学	
18	中医耳鼻咽喉科学	刘 蓬		广州中医药大学	
19	中医急诊学☆	刘清泉	方邦江	首都医科大学	上海中医药大学
20	中医各家学说☆	尚 力	戴 铭	上海中医药大学	广西中医药大学
21	针灸学☆	梁繁荣	王 华	成都中医药大学	湖北中医药大学
22	推拿学☆	房 敏	王金贵	上海中医药大学	天津中医药大学
23	中医养生学	马烈光	章德林	成都中医药大学	江西中医药大学
24	中医药膳学	谢梦洲	朱天民	湖南中医药大学	成都中医药大学
25	中医食疗学	施洪飞	方 泓	南京中医药大学	上海中医药大学
26	中医气功学	章文春	魏玉龙	江西中医药大学	北京中医药大学
27	细胞生物学	赵宗江	高碧珍	北京中医药大学	福建中医药大学

序号	书 名	主 编		主编所在单位	
28	人体解剖学	邵水金		上海中医药大学	
29	组织学与胚胎学	周忠光	汪 涛	黑龙江中医药大学	天津中医药大学
30	生物化学	唐炳华		北京中医药大学	
31	生理学	赵铁建	朱大诚	广西中医药大学	江西中医药大学
32	病理学	刘春英	高维娟	辽宁中医药大学	河北中医学院
33	免疫学基础与病原生物学	袁嘉丽	刘永琦	云南中医药大学	甘肃中医药大学
34	预防医学	史周华		山东中医药大学	
35	药理学	张硕峰	方晓艳	北京中医药大学	河南中医药大学
36	诊断学	詹华奎		成都中医药大学	
37	医学影像学	侯 键	许茂盛	成都中医药大学	浙江中医药大学
38	内科学	潘 涛	戴爱国	南京中医药大学	湖南中医药大学
39	外科学	谢建兴		广州中医药大学	
40	中西医文献检索	林丹红	孙 玲	福建中医药大学	湖北中医药大学
41	中医疫病学	张伯礼	吕文亮	天津中医药大学	湖北中医药大学
42	中医文化学	张其成	臧守虎	北京中医药大学	山东中医药大学

（二）针灸推拿学专业

序号	书 名	主 编		主编所在单位	
43	局部解剖学	姜国华	李义凯	黑龙江中医药大学	南方医科大学
44	经络腧穴学☆	沈雪勇	刘存志	上海中医药大学	北京中医药大学
45	刺法灸法学☆	王富春	岳增辉	长春中医药大学	湖南中医药大学
46	针灸治疗学☆	高树中	冀来喜	山东中医药大学	山西中医药大学
47	各家针灸学说	高希言	王 威	河南中医药大学	辽宁中医药大学
48	针灸医籍选读	常小荣	张建斌	湖南中医药大学	南京中医药大学
49	实验针灸学	郭 义		天津中医药大学	
50	推拿手法学☆	周运峰		河南中医药大学	
51	推拿功法学☆	吕立江		浙江中医药大学	
52	推拿治疗学☆	井夫杰	杨永刚	山东中医药大学	长春中医药大学
53	小儿推拿学	刘明军	邰先桃	长春中医药大学	云南中医药大学

（三）中西医临床医学专业

序号	书 名	主 编		主编所在单位	
54	中外医学史	王振国	徐建云	山东中医药大学	南京中医药大学
55	中西医结合内科学	陈志强	杨文明	河北中医学院	安徽中医药大学
56	中西医结合外科学	何清湖		湖南中医药大学	
57	中西医结合妇产科学	杜惠兰		河北中医学院	
58	中西医结合儿科学	王雪峰	郑 健	辽宁中医药大学	福建中医药大学
59	中西医结合骨伤科学	詹红生	刘 军	上海中医药大学	广州中医药大学
60	中西医结合眼科学	段俊国	毕宏生	成都中医药大学	山东中医药大学
61	中西医结合耳鼻咽喉科学	张勤修	陈文勇	成都中医药大学	广州中医药大学
62	中西医结合口腔科学	谭 劲		湖南中医药大学	

（四）中药学类专业

序号	书 名	主 编	主编所在单位	
63	中医学基础	陈 晶　程海波	黑龙江中医药大学	南京中医药大学
64	高等数学	李秀昌　邵建华	长春中医药大学	上海中医药大学
65	中医药统计学	何 雁	江西中医药大学	
66	物理学	章新友　侯俊玲	江西中医药大学	北京中医药大学
67	无机化学	杨怀霞　吴培云	河南中医药大学	安徽中医药大学
68	有机化学	林 辉	广州中医药大学	
69	分析化学（上）（化学分析）	张 凌	江西中医药大学	
70	分析化学（下）（仪器分析）	王淑美	广东药科大学	
71	物理化学	刘 雄　王颖莉	甘肃中医药大学	山西中医药大学
72	临床中药学☆	周祯祥　唐德才	湖北中医药大学	南京中医药大学
73	方剂学	贾 波　许二平	成都中医药大学	河南中医药大学
74	中药药剂学☆	杨 明	江西中医药大学	
75	中药鉴定学☆	康廷国　闫永红	辽宁中医药大学	北京中医药大学
76	中药药理学☆	彭 成	成都中医药大学	
77	中药拉丁语	李 峰　马 琳	山东中医药大学	天津中医药大学
78	药用植物学☆	刘春生　谷 巍	北京中医药大学	南京中医药大学
79	中药炮制学☆	钟凌云	江西中医药大学	
80	中药分析学☆	梁生旺　张 彤	广东药科大学	上海中医药大学
81	中药化学☆	匡海学　冯卫生	黑龙江中医药大学	河南中医药大学
82	中药制药工程原理与设备	周长征	山东中医药大学	
83	药事管理学☆	刘红宁	江西中医药人学	
84	本草典籍选读	彭代银　陈仁寿	安徽中医药大学	南京中医药大学
85	中药制药分离工程	朱卫丰	江西中医药大学	
86	中药制药设备与车间设计	李 正	天津中医药大学	
87	药用植物栽培学	张永清	山东中医药大学	
88	中药资源学	马云桐	成都中医药大学	
89	中药产品与开发	孟宪生	辽宁中医药大学	
90	中药加工与炮制学	王秋红	广东药科大学	
91	人体形态学	武煜明　游言文	云南中医药大学	河南中医药大学
92	生理学基础	于远望	陕西中医药大学	
93	病理学基础	王 谦	北京中医药大学	

（五）护理学专业

序号	书 名	主 编	主编所在单位	
94	中医护理学基础	徐桂华　胡 慧	南京中医药大学	湖北中医药大学
95	护理学导论	穆 欣　马小琴	黑龙江中医药大学	浙江中医药大学
96	护理学基础	杨巧菊	河南中医药大学	
97	护理专业英语	刘红霞　刘 娅	北京中医药大学	湖北中医药大学
98	护理美学	余雨枫	成都中医药大学	
99	健康评估	阚丽君　张玉芳	黑龙江中医药大学	山东中医药大学

序号	书名	主编		主编所在单位	
100	护理心理学	郝玉芳		北京中医药大学	
101	护理伦理学	崔瑞兰		山东中医药大学	
102	内科护理学	陈燕	孙志岭	湖南中医药大学	南京中医药大学
103	外科护理学	陆静波	蔡恩丽	上海中医药大学	云南中医药大学
104	妇产科护理学	冯进	王丽芹	湖南中医药大学	黑龙江中医药大学
105	儿科护理学	肖洪玲	陈偶英	安徽中医药大学	湖南中医药大学
106	五官科护理学	喻京生		湖南中医药大学	
107	老年护理学	王燕	高静	天津中医药大学	成都中医药大学
108	急救护理学	吕静	卢根娣	长春中医药大学	上海中医药大学
109	康复护理学	陈锦秀	汤继芹	福建中医药大学	山东中医药大学
110	社区护理学	沈翠珍	王诗源	浙江中医药大学	山东中医药大学
111	中医临床护理学	裘秀月	刘建军	浙江中医药大学	江西中医药大学
112	护理管理学	全小明	柏亚妹	广州中医药大学	南京中医药大学
113	医学营养学	聂宏	李艳玲	黑龙江中医药大学	天津中医药大学

（六）公共课

序号	书名	主编		主编所在单位	
114	中医学概论	储全根	胡志希	安徽中医药大学	湖南中医药大学
115	传统体育	吴志坤	邵玉萍	上海中医药大学	湖北中医药大学
116	科研思路与方法	刘涛	商洪才	南京中医药大学	北京中医药大学

（七）中医骨伤科学专业

序号	书名	主编		主编所在单位	
117	中医骨伤科学基础	李楠	李刚	福建中医药大学	山东中医药大学
118	骨伤解剖学	侯德才	姜国华	辽宁中医药大学	黑龙江中医药大学
119	骨伤影像学	栾金红	郭会利	黑龙江中医药大学	河南中医药大学洛阳平乐正骨学院
120	中医正骨学	冷向阳	马勇	长春中医药大学	南京中医药大学
121	中医筋伤学	周红海	于栋	广西中医药大学	北京中医药大学
122	中医骨病学	徐展望	郑福增	山东中医药大学	河南中医药大学
123	创伤急救学	毕荣修	李无阴	山东中医药大学	河南中医药大学洛阳平乐正骨学院
124	骨伤手术学	童培建	曾意荣	浙江中医药大学	广州中医药大学

（八）中医养生学专业

序号	书名	主编		主编所在单位	
125	中医养生文献学	蒋力生	王平	江西中医药大学	湖北中医药大学
126	中医治未病学概论	陈涤平		南京中医药大学	